KONTUREN

Band 2

Entwicklung des Ich

Konturen

Aus der Arbeit des Hardenberg Instituts
Redaktion: Angelika Leibrock, Karl-Martin Dietz

Band 2

KONTUREN

Band 2

Entwicklung des Ich

Herausgegeben
vom Friedrich von Hardenberg Institut
für Kulturwissenschaften
Heidelberg / Frankfurt

MENON VERLAG
Heidelberg

Band 1 – 1990 – ISBN 3-921132-00-2

CIP-Titelaufnahme der Deutschen Bibliothek

Konturen:
Aus der Arbeit des Hardenberg Instituts / Hrsg. vom Friedrich von Hardenberg Institut für Kulturwissenschaften, Heidelberg / Frankfurt. – Heidelberg : MENON Verl.
Erscheint circa jährl. – Aufnahme nach Bd. 1 (1990)
Bd. 2 (1991)
ISBN 3-921132-01-0

ISBN 3-921132-01-0

Datenkonvertierung und Satzbearbeitung: Lichtsatz Michael Glaese GmbH, 6944 Hemsbach
Druck: Druckerei Schmich KG, 6915 Dossenheim b. Heidelberg
Verarbeitung: Progressdruck GmbH, 6720 Speyer
(∞) Gedruckt auf säurefreiem, alterungsbeständigen Papier nach ANSI-Norm

Printed in Germany

INHALT

VORWORT

Mit dieser Ausgabe können wir den zweiten Band der „Konturen" vorlegen. Wieder berichten Mitarbeiter, Studenten und Freunde des Hardenberg Instituts aus ihrer Arbeit, teilen Vorhaben mit oder dokumentieren Ereignisse des Institutslebens.

Der zweite Band der „Konturen" steht unter einem übergreifenden Thema. Nicht geplant, aber sicherlich auch nicht ganz zufällig ergibt sich aus den meisten Beiträgen ein Zusammenhang, dessen Bedeutung allmählich auf fast allen Lebensgebieten spürbar wird: das Problem der Ich-Entwicklung. Das Selbsterleben des Ich hat sich in den vergangenen Jahren stark gewandelt. Bis weit in die 80er Jahre hinein waren neben den traditionellen (d. h. sich selbst nicht problematisierenden) Lebenshaltungen psychologische Orientierungen vorherrschend. Die Menschen versuchten sich von ihren seelischen Dispositionen her zu verstehen: aus den Erfahrungen und Erlebnissen der Kindheit und Jugend, durch die Bestimmung von Bedürfnissen und aus den Problemen, die sich bei der Verwirklichung von bedürfnisorientierten Lebenszielen ergaben. Die neuen kosmisch-religiösen Ausrichtungen des sogenannten New Age legten dann Zeugnis davon ab, daß viele Menschen einen Ausweg aus der psychologischen, das seelische Ich in den Mittelpunkt stellenden Lebenshaltung suchten.

Heute kann man die Frage stellen, ob der Übergang zu einem geistigen, d. h. nicht mehr nur „egoistischen" Ich wirklich gelungen ist. Der paradoxe Begriff des nicht egoistischen Ich macht deutlich, in welche Schwierigkeiten das Ich gerät, wenn es sich gerade dadurch finden will, daß es über sich hinaus gelangt. Aus diesem Problem entstehen viele Verunsicherungen des Ich, die in den vergangenen Jahren an der Oberfläche des sozialen Lebens sichtbar wurden. – Die Beiträge dieses Bandes verbinden geistesgeschichtliche Perspektiven der Ich-Entwicklung mit Fragestellungen der Gegenwart und Ausblicken auf die Zukunft.

In Intention und Gestaltung wollen die „Konturen" einer notwendigen neuen Form der Forschung entsprechen (dies kann selbstverständlich zunächst nur unvollkommen geschehen). Es wird immer deutlicher, daß der Inhalt der Forschung und ihre Sozialgestalt nicht von einander zu trennen sind. Zur Sozialgestalt der Forschung gehört nicht nur die Zusammenarbeit der Forscher, sondern auch die Beziehung, die zwischen Forschern und den Adressaten ihrer Forschung besteht: Lesern von Büchern, Hörern von Vorträgen und Teilnehmern an Arbeitskreisen und Kursen. Allmählich ist abzusehen, daß das soziale Element in der Forschung immer größere Bedeutung gewinnen wird. So wird die Zusammenarbeit der Forscher und ihre Orientierung auf die Menschen, denen die Ergebnisse mitgeteilt werden sollen, Auswirkungen auf die Forschungsinhalte selbst haben. Diese werden sich verwandeln und methodisch wieder den Menschen im Mittelpunkt sehen.

Auf diesem Wege kann die Forschung eine Qualität erreichen, die sie nicht mehr als Betätigungsfeld von Spezialisten, sondern als *Lebensorientierung* für alle suchenden Menschen erscheinen läßt. Denn deutlicher wird auch, daß eine sinnvolle Lebensgestaltung ohne eine „forschende" Grundeinstellung dem Leben gegenüber immer schwieriger wird. Dem einzelnen sind seine Ziele, Verhaltensweisen und Einstellungen kaum noch selbstverständlich oder von außen vorgegeben; er muß sich alles selbst erarbeiten, also die Gestalt seiner Biographie erst finden.

In diesem Sinne besteht ein enger Zusammenhang zwischen auf Lebensgestaltung bezogener „Forschung" und der Frage nach dem Ich. Sicherlich gehört zu der beschriebenen neuen Gestalt der Forschung auch, daß sie für ihre Adressaten die Menschen sichtbar macht, von denen sie vollzogen wird, und daß sie die Lebens- und Arbeitsbedingungen erkennen läßt, die sie erst ermöglichen. Der zweite Band der „Konturen" würde seine Aufgabe erfüllen, wenn er in seinen drei Teilen zu dieser „Transparenz" beitragen könnte.

Heidelberg, im Mai 1991 *Wolf-Ulrich Klünker*

Herzlich gedankt sei Angelika Seifert für die technische Aufbereitung der Manuskripte und Karl-Heinz Steudle für das Korrekturlesen.
Die Redaktion

1

EINBLICKE

GEFÄHRDUNG UND CHANCEN DER INDIVIDUALITÄT

KARL-MARTIN DIETZ

Ende der sechziger Jahre werden in der Öffentlichkeit plötzlich ungewohnte Stimmen laut. An der Straßenecke findet sich eine Stellwand, die Mißstände in einem zentralafrikanischen Land anprangert, das man bis dahin nicht einmal dem Namen nach kannte („Biafra"). Der Versuch, die Passanten in eine Diskussion zu verwickeln, gelingt nur mühsam. Zu fremdartig ist das Anliegen. Haben wir nicht bei uns genug Probleme? – Andere kümmern sich verstärkt um „unterprivilegierte Schichten" im eigenen Land: Farbige, die Arbeiter- und Landbevölkerung, die Frauen. Die „katholische Arbeitertochter vom Lande" wird zum Symbol kultureller Vernachlässigung. Es gilt, ihr zumindest höhere Bildungschancen einzuräumen. Bemühungen um eine „Bildungsreform" gehen rasch in allgemeinere Forderungen nach „Gleichberechtigung" und „Chancengleichheit" über.

Einige Jahre später tritt noch ein weiterer Gesichtspunkt hinzu. Nicht nur die menschliche Umwelt, die „Gesellschaft", wird als gestaltungsbedürftig erkannt, sondern mit ihr die gesamte Natur. Der Vietnamkrieg gilt jetzt nicht mehr nur als verabscheuungswürdiger Unterdrückungsfeldzug, er ist auch in ökologischer Hinsicht verwerflich. Die Folgen der damals eingesetzten hochgiftigen Entlaubungsmittel sind im übrigen bis heute nicht beseitigt. – Die Brandrodung südamerikanischer Regenwälder wird nicht mehr nur deshalb kritisiert, weil sie mit brutaler Dezimierung der Urbevölkerung einhergeht, sondern auch im Hinblick auf die beabsichtigte Nutzung der Flächen:

zur Steak-Produktion für Nordamerika. Die mit der intensiven Rinderhaltung verbundene Klimabedrohung („Ozonloch") ist uns heute geläufig. Damals war das ein ungewohnter Gesichtspunkt. – Ein Jahrzehnt zuvor war die Verfasserin des „Stummen Frühlings" (Rachel Carson, 1962) noch im Namen der „Wissenschaft" mit allen Mitteln gehetzt worden, bis zu ihrem frühen Krebstod (1964). Seit Anfang der siebziger Jahre aber nimmt sich auch das öffentliche Bewußtsein der ökologischen Zusammenhänge an. Es setzt eine politische Bewegung ein, die heute weitgehend akzeptiert ist, jedenfalls verbal. Ohne „grüne" Parolen ist keine Wahl mehr zu gewinnen.

Die Erweiterung des Blicks auf die Naturzusammenhänge wird andererseits von einer neuen Schätzung der eigenen Persönlichkeit begleitet. „Psychowelle", Zeitalter des „Narzißmus" und der „Denkverbote" wird diese Bewegung von kritischen Betrachtern heute genannt. Jedenfalls ist die Vorherrschaft der Gesellschaft einer Vorherrschaft der einzelnen Person gewichen. „Selbstverwirklichung" wird zum erklärten Lebensziel.

Beide Bewegungen, die Ausweitung des Bewußtseins auf den Kosmos und die Schätzung der eigenen Person, begegnen sich in einer alternativen Arbeitswelt, zu der sich seit Mitte der siebziger Jahre immer mehr Menschen einfinden. Beabsichtigt ist einerseits eine Arbeitsform, die durch Selbstverwaltung und ohne Führungshierarchie dem einzelnen Individuum gerecht werden will. Und zum anderen geht es darum, umweltverträgliche Produkte herzustellen. So wie vorher „Gleichheit" auf den Fahnen stand, so wird jetzt „Brüderlichkeit" zum Anliegen. Eine ausführliche Darstellung der genannten Entwicklungen wurde an anderer Stelle gegeben.[1] Hier soll nur hervorgehoben werden, daß beiden Aufbrüchen in je verschiedener Weise eine neue Schätzung der Individualität des Menschen zugrunde liegt.

Engagierte Vertreter der beiden Bewegungen sind heute geneigt, eher von einem Scheitern der ursprünglichen Impulse zu sprechen (M. Horx, J. Huber u.a.). Besonders bemerkbar wurde dies im Hinblick auf die alternative Arbeitswelt: man muß auch *können* , was man will – z.B. arbeiten ohne Hierarchie. Man sieht sich dabei aber rasch auf individuelle Fähigkeiten bzw. Unfähigkeiten verwiesen. So ist es beispielsweise erforderlich, nicht nur den eigenen Arbeitsplatz zu überblicken, sondern *zugleich* das Ganze des Betriebs, wenn es keine Betriebsleiter mehr gibt. Das ist aber recht schwierig. Aufgrund solcher Erfahrungen wird eine Verwandlung und Steigerung des Bewußtseins bis in die Alltagswelt hinein gefordert. Jeder Mensch ist aufgerufen, Fähigkeiten zu entwickeln, die er noch nicht hat – eine Maxime, die inzwischen auch in die etablierte Industriegesellschaft Eingang gefunden hat. Unter den bekannten Stichworten „Kreativität", „Intuition" u.ä. verbirgt sich der Ruf nach allgemeinmenschlichen Fähigkeiten („Schlüsselqualifikationen"), die über die berufsspezifischen Anforderungen hinausgehen. Je höher die Position ist, die jemand bekleidet, umso stärker muß er diese allgemeinmenschlichen Fähigkeiten ausgebildet haben. Die Führungskräfte der Wirtschaft sind so ganz unerwartet zu Protagonisten einer Wiederentdeckung der menschlichen Persönlichkeit geworden.

Man wird dabei allerdings zwei Gefahren nicht verkennen können: zum einen werden die neuen Fähigkeiten in den Dienst höchst konventioneller Ziele gestellt (Karriere usw.). Wo bleibt das eigentlich Individuelle? Zum anderen wird gemeinhin gar nicht nach der *Wirklichkeit* von „Intuition" etc. gefragt. Die Steigerung der Individualität wird gehandhabt als seelischer Kraftakt, ohne Ursprung und Ziel in einem geistigen Wirklichkeitsbereich zu suchen, durch den sich der einzelne Mensch erst in ein Verhältnis zur gesamten Welt hineinstellen könnte.[2]

Durch diese Beobachtungen wird die Frage angeschärft, um die es hier geht: Was ist das eigentlich Individuelle jedes einzelnen Menschen, und wie hängt dieses zusammen mit seiner geistigen Natur? Schon am Ende des Mittelalters bestand für das denkende Bewußtsein die Alternative: der menschliche Geist ist *entweder* Teil der Seele (und damit individuell) *oder* er ist geistiger Natur (und hat dann Anteil an der allgemeinen Geistigkeit der Welt).[3] Die skizzierte Problementwicklung der letzten Jahrzehnte deutet darauf hin, daß diese Alternative endlich gelöst werden, d. h. in einer höheren Synthese aufgehen muß. Und dies nicht aus Gründen geistesgeschichtlicher Flurbereinigung, sondern weil die Lebenspraxis es erfordert. Wie aber kann das geschehen?

Was heißt Individualität?

Eine viel beachtete Psychologie der sechziger Jahre bezeichnet die Rede von einer „autonomen Persönlichkeit" als Verlegenheitslösung, von der es Abschied zu nehmen gilt. „Der ‚autonome Mensch' dient lediglich zur Erklärung der Dinge, die wir noch nicht auf andere Weise erklären können. Seine Existenz gründet sich auf unsere Unwissenheit, so daß er natürlich immer mehr von seinem Status einbüßt, je mehr wir über das menschliche Verhalten in Erfahrung bringen. Die Aufgabe einer wissenschaftlichen Analyse ist es, zu erklären, wie das Verhalten einer Person als physisches System auf die Bedingungen bezogen ist, unter denen sich die menschliche Spezies entwickelte, und auf die Bedingungen, unter denen die Einzelperson lebt". [4] Diese Ansicht vom Wesen des Menschen blieb keineswegs unverbindlich-akademisch. Sie hat sich auf dem Umweg über die Lerntheorie (Lernen ist Konditionieren. Beispiel: Tauben in der „Skinner-box") bis in die staatlich verordnete Pädagogik der Bundesrepublik Deutschland in den sechziger und siebziger Jahren durchgesetzt und mehrere Schülergenerationen in Mitleidenschaft gezogen. [5]

Ein scheinbar ganz andersartiger Begriff von Persönlichkeit leitet sich neuerdings von „postmoderner" Denkart her. Hier wird von einer „verwirrenden Aussichtslosigkeit der Suche nach einem klaren Fadenkreuz für die Fixierung von uns selbst" gesprochen, die sich in Begriffen wie „Identitätsstreß" oder „Identitätsterror" äußert. Ist also die Thematisierung des Selbst ein großer Irrtum? Bleibt nur noch übrig, das Leben aus vielfältigen, sich sogar widersprechenden Versatzstücken möglichen Verhaltens zu einem „lebbaren Potpourri" zusammenzusetzen (Matthias Horx)? Der Münchner Sozialpsychologe Heiner Keupp erfindet für die Individualität im postmodernen Zeitalter das Wort „Patchwork-Identität" – Individualität nach dem Muster des Flickenteppichs. Er sieht darin eine strikte Abkehr vom klassischen Identitätsbegriff des „innengeleiteten" Prinzipienmenschen. Wichtig ist ihm aber nicht nur die Zusammensetzung des Persönlichkeitsmusters aus vorgegebenen Versatzstücken, sondern vor allem auch die „schöpferische Energie" bei dem Entwurf und der Verwirklichung eines „Patchwork-Produktes". Darin verwirklicht sich die Kreativität des postmodernen Menschen. Sie steht im Gegensatz zur Normierungsbestrebung früherer Zeiten.

Es geht heute nicht mehr um prinzipielle Fragen, sondern um persönliche Gestaltung. Auch in den vielfältigen Sozialbeziehungen mit Freunden, Nachbarn, in Vereinen usw. , ist nichts mehr so selbstverständlich wie noch vor kurzem; alles muß von jedem einzelnen bewußt gestaltet werden. Und so gewinnen Eigenschaften wie Selbständigkeit, Konfliktfähigkeit und Fähigkeit zum Aushandeln (statt Übernahme fertiger Rezepte) einen bedeutenden Stellenwert in diesem Persönlichkeitsbild.[6]

Richtig gesehen ist daran die Notwendigkeit und auch die Möglichkeit zur persönlichen Gestaltung der Lebensbeziehungen, der Abschied vom Prinzipiellen und – als herausragende Fähigkeitsanforderung – die innere Beweglichkeit. Und doch bleibt die Frage, ob diese Patchwork-Identität nicht dem Verdikt der „Pseudo-Individualität" verfällt, wie sie Horkheimer und Adorno schon in den vierziger Jahren gebrandmarkt haben: „Das Individuelle reduziert sich auf die Fähigkeit des Allgemeinen, das Zufällige so ohne Rest zu stempeln, daß es als das Selbe festgehalten werden kann".[7]

Individuen sind in Wirklichkeit „bloße Verkehrsknotenpunkte der Tendenzen des Allgemeinen". – Der Unterschied liegt nur darin, daß die Patchwork-Individualität am „Verkehrsknotenpunkt" nicht mehr die Regelhaftigkeit des Geschehens hervorhebt, sondern die Entscheidungsmöglichkeit für den einzelnen, welchen Weg er einschlagen will – im Sinne eines vermeintlichen Individualverkehrs. An die Stelle der „Tendenzen" des Allgemeinen sind vorgefertigte Verhaltensmuster getreten. Wenn die Einheit der Person durch unverwechselbare und selbständige Anordnung solcher Versatzstücke hergestellt wird, dann bleibt die Frage offen: Wer ist es eigentlich, der diese Anordnung trifft? Und woher kommen die hierzu notwendigen Fähigkeiten?

„Person" wird so angeschaut, wie sie in Erscheinung tritt und dann natürlich nach verschiedenen Merkmalen charakterisiert werden kann. Aus den Merkmalen läßt sich sogar auf die Existenz eines Gestalters schließen. Dieser selbst aber bleibt aus der Betrachtung ausgeblendet. Die Charakterisierung der Individualität des Menschen ist nur auf eine sekundäre, leichter zu behandelnde Ebene verlegt.

Stufen des Ichbewußtseins

Im folgenden wird versucht, mit Hilfe von Anregungen Rudolf Steiners[8] einen dynamischen Ich-Begriff zu charakterisieren, der die Frage nach dem „Gestalter" nicht ausblendet, ohne doch in den endlich überwundenen „Prinzipienmenschen" zurückzufallen. – Es können verschiedene Stufen von Ichbewußtsein unterschieden werden:

1. Ich-Gefühl

Der Erwachsene hat im allgemeinen keinen Zweifel, wer er ist. Er unterscheidet „sich" ganz selbstverständlich von allem anderen. Wenn Verwechslungen zwischen mir und einem anderen Menschen oder zwischen mir und einer Sache unterlaufen sollten, wäre dies ein ernstes Krankheitsbild. Dieses Verhältnis von „Ich" und „Welt" war offensichtlich nicht zu allen Zeiten in gleicher Weise gegeben.[9] Vielmehr beruht das heutige, selbstverständliche und unfehlbare Ich-Gefühl auf der „Subjekt-Objekt-Spaltung" des neuzeitlichen Bewußtseins. Diese Spaltung ist ebenso normal wie notwendig, um das alltägliche Leben zu bewältigen.

Bei aller Normalität und Notwendigkeit dieser ersten, selbstverständlichen Stufe des Ich-Bewußtseins ist andererseits nicht zu verkennen, daß sie zur Bewältigung der Gegenwartsprobleme keineswegs ausreicht. Die Verhältnisse immer nur nach dem Schema „ich und die anderen" zu betrachten, wirkt allen individuellen Gestaltungsmöglichkeiten entgegen. Dies gilt auch für gruppenegoistische Einstellungen („wir und die anderen"). Daß z.B. die Einkommensverteilung immer noch nach dem recht altertümlichen Denkschema der „Tarifparteien" vorgenommen wird, behindert fortschrittliche Lösungen in der Arbeitswelt.[1] Der unser Jahrhundert charakterisierende Nord-Süd-Konflikt, die unlösbar gewordenen Probleme der Schwellenländer und der Dritten Welt beruhen ursprünglich auf dem Gruppenegoismus der Industrienationen. Die Wirklichkeit der Weltwirtschaft läßt es nicht mehr zu, wirtschaftliche Vorgänge in Südamerika von den Verhältnissen in Europa als prinzipiell ablösbar zu betrachten. Und schließlich führt die erst seit kurzem allgemein erkannte ökologische Situation täglich drastisch vor Augen, wozu ein gruppenegoistisches Verhalten letztlich führen kann: zur Katastrophe für *alle*.

Auch in anderer Hinsicht ist die unhinterfragte Pflege des neuzeitlichen Ich-Gefühls in der jüngsten Zeit sehr problematisch geworden. Die Entfremdung von sich selbst, die Selbstisolation und die zunehmenden Identitätskrisen legen davon Zeugnis ab.[10]

2. *Ich als Tätigkeitszentrum*

Das Wesentliche der menschlichen Individualität liegt nicht in ihrer Abgrenzung nach außen („Ich-Gefühl"). Vielmehr ist sie Aktions- und Tätigkeitsquell. Darauf zielen schon die Forderungen nach „Kreativität" und die Überlegungen zur Patchwork-Identität. Wie und wodurch wird „Ich" wirksam? Vieles, was unter dem Aspekt des „Ich-Gefühls" dem „Ich" anzugehören scheint, erweist sich letztlich als außenbestimmt: Keineswegs bin ich z. B. identisch mit allem, was ich denke. Ein Großteil meiner Gedanken entspringt nicht meiner eigenen Tätigkeit. Ich lebe in einem – oft sehr wenig durchschauten – ideologischen Dunstkreis, der von vornherein nur bestimmte Gedankenbildungen zuläßt oder nahelegt. Und überhaupt bin ich darauf angewiesen, Gedanken von anderen zu übernehmen.

Diese Tatsache zu bemerken ist bereits von außerordentlicher Bedeutung. Denn ich verwechsle dann nicht mehr Eigenes mit Fremdem in meinem eigenen Bewußtsein. Ich komme darüberhinaus in die Lage zu verstehen, daß viele meiner seelischen, gesundheitlichen oder gesellschaftlichen Probleme damit zusammenhängen, daß ich auf weiten Strecken nur die Existenz einer Schein-Individualität führe. Und schließlich versetzt mich diese Selbsterkenntnis in die Lage, die eigene Ich-Tätigkeit zu verstärken und sie immer mehr mein Leben bestimmen zu lassen. – Dies ist nun keineswegs ein banales Problem, das einfach mit „gutem Willen" anzugehen wäre. Vielmehr muß das je Eigene im Denken zuerst bemerkt und dann ergriffen werden. Dazu gibt es verschiedene Übungswege, auf die an anderer Stelle verwiesen ist.[1]

In ähnlicher Lage bin ich im Hinblick auf meine Gefühle. Auf den ersten Blick scheinen sie mir viel enger zuzugehören als mein Denken. Ich muß mir jedoch eingestehen, daß sie in der Regel von äußerlichen Faktoren ausgelöst werden und viel schwerer einer eigenen, inneren Gestaltung und Führung folgen. Was Horkheimer und Adorno vor fünfzig Jahren mit dem etwas unbeholfenen Begriff „Kulturindustrie" bezeichneten, bestimmt heute im Zeitalter der Medien unser seelisches Leben.[11] Die Fremdbestimmung des Gefühlslebens kann geradezu als eine Art Gefängnis empfunden werden, aus dem man sich nur schwer befreien kann.

Am schwersten zu bemerken ist die fremdbestimmte Gegenständlichkeit des Willenslebens. Wieviel von dem, was wir täglich tun, beruht schlicht auf sozialem Außendruck oder auf Routine? Wieviel auf „inneren“ Zwängen? Wieviel geht darauf zurück, daß wir mehr oder weniger bewußt bestimmte „Rollen“ spielen? Wo eigentlich liegen wirklich *individuelle* Willensakte vor?

Mit Überlegungen dieser Art werden wir auf die Schwierigkeit verwiesen, eine über das übliche „Ich-Gefühl“ hinausgehende Wirklichkeit zu erreichen. – Auf dieser Stufe ist bereits klar, daß die Suche nach der Individualität nicht darauf zielen kann, irgendeine gegenständlich-greifbare Instanz vorzufinden. Solange man eine *solche* sucht, kommt man über die Stufe des Ich-Gefühls nicht hinaus.

3. Ich als Glied einer geistigen Welt

Auf den ersten beiden Stufen des Ich-Bewußtseins bin ich mit mir allein. Ich setze mich ab von einer Außenwelt (erste Stufe) oder ich bemühe mich, eigenste, innerste Aktivität zu entfalten (zweite Stufe). Betreibe ich dies einige Zeit lang energisch, so kann ich bemerken: Es gibt noch andere „tätige Iche“, die sich ähnlichen Bemühungen unterziehen. Die Isolation, in der ich mich bisher zu befinden glaubte, beruhte nur auf mangelnder Wahrnehmungsfähigkeit meinerseits. Daß ich „Ich“ bin, schließt andere „Iche“ nicht aus (wie auf Stufe 1), sondern schließt sie geradezu ein. Im Zusammenwirken mit anderen, die dieselben Bemühungen unternehmen, fühle ich mich gestärkt und gefördert, ich werde meiner selbst sicherer. Wer sich mit biographischen Fragen beschäftigt, wird immer wieder überrascht feststellen, daß das, was mir individuelles Gepräge gibt, mit anderen Individualitäten in Zusammenhang steht. Die anderen tätigen Individuen ermöglichen es mir, zu mir selbst immer mehr „aufzuwachen".

4. Ich als selbständige geistige Wesenheit

Auf der dritten Stufe erlebt man das eigene Ich in einem Zusammenhang mit anderen geistigen Individualitäten. Danach kann eine vierte Stufe des Ich-Bewußtseins entwickelt werden: Je stärker ich mich im Zusammenhang mit allen anderen Wesen bemerken darf, umso stärker wird meine Individualität. Ein „Einswerden mit dem Kosmos" würde dann bedeuten, meine Individualität nicht aufzugeben, sondern überhaupt erst richtig zu realisieren. – Dies sei hier nur ausblickshaft skizziert. Die vierte Stufe bedeutet eine genaue Umkehrung der ersten, auf der die Stärkung des Ich nur durch ein Verblassen der Umgebung (des Nicht-Ich) vorstellbar schien. Auf der ersten Stufe schließt „Ich" alles andere aus. Auf der vierten Stufe schließt „Ich" nicht nur alles andere ein, sondern es entsteht überhaupt erst richtig durch diesen Einbezug von „Welt".

Eine allmähliche *Realisierung* der vier Stufen des Ich-Bewußtseins ist nicht von theoretischem Interesse. Vielmehr ermöglicht sie ein völlig neues Verhältnis zur Welt und zum eigenen Handeln. Das geht bis in die alltäglichen Lebensfragen hinein. Wie vieles von dem, was wir täglich tun, tun wir deshalb, weil es uns entweder gefällt (sympathisch ist) oder nützlich erscheint? Kritische Selbstbetrachtung wird bemerken, daß das tägliche Handeln sehr weitgehend durch diese Motive bestimmt ist, also auf der Stufe des „Ich-Gefühls" verharrt.

Damit überhaupt etwas Gemeinschaftliches zustande kommt, bedarf es gesellschaftlicher Maßnahmen. Etwa so, daß ein Pharao entscheidet, was getan wird, und dies auch durchsetzen kann. Was zu einer solchen Kulturstufe gehört, wird von Frank Teichmann sehr anschaulich geschildert.[12] Dieses kulturgeschichtlich alte Prinzip der hierarchischen Lenkung ist heute noch keineswegs überwunden. Der Versuch, eine hierarchiefreie Arbeitswelt zu schaffen, darf nicht als gelungen gelten (s. o.). Daher lohnt es sich durchaus, den „Ägypter in uns" zu entdecken. – Seit der griechischen Kultur gibt es auch andere Möglichkeiten, über den je persönlichen Nutzen hinauszukommen: durch einen Zusammenschluß von Gleichen; also durch Gesetze und Satzungen, deren Verbindlichkeit gemeinschaftlich beschlossen wird. – Während heute alle Verwaltung noch sehr dem ägyptischen Prinzip huldigt („Generalsekretär", „Erlasse", „Verordnung"), ist in der parlamentarischen Demokratie die Idee der auf Gleichheit beruhenden, verbindlichen Verabredung angestrebt. (Beides vermischt sich gegenwärtig allerdings bis zur Unkenntlichkeit).

Es ist aber noch anderes denkbar. Indem die Industriegesellschaft neuerdings verstärkt die Notwendigkeit eines individuellen und „ergebnisorientierten" (d. h. auf das Ganze gerichteten) Handelns betont und sich um dessen Verwirklichung bemüht, setzt sie bereits voraus, daß der einzelne auch ohne Verordnungen oder allgemein bindende Prinzipien in der Lage ist, über seinen persönlichen Horizont hinaus zu denken und zu handeln. Es ist heute nicht mehr ausreichend, in einer Gemeinschaft nur dasjenige zu tun, was gefällt, und auch nicht nur Anteil an gleichen Rechten und gleichen Pflichten zu nehmen. Wie die

Geschichte der letzten zwei Jahrzehnte zeigt, reicht es nicht einmal mehr aus, den je vorhandenen individuellen Fähigkeiten gemäß zu handeln. Vielmehr geht es letztlich darum, die vierte Stufe des Ich-Bewußtseins zu verwirklichen: kann ich mich so weit im Zusammenhang des Ganzen erleben, daß das Ganze mir meine Aufgabe zuteilt? – Die Forderungen, solches zu erreichen, werden mit etwas anderen Worten allenthalben erhoben. Die vorhandenen Fähigkeiten hinken den Ansprüchen einstweilen noch hinterher. Die Richtung aber ist klar, bis ins alltägliche Leben hinein. Ich-Entwicklung bewirkt die stufenweise Verwandlung einer ursprünglichen *Konsumenten*haltung hin zur individuellen *Gestaltungskraft* für das gesamte Leben. Erst durch eine solche stufenweise zu erringende individuelle „Freiheit“ können die eingangs beschriebenen Aufbrüche der sechziger bis achtziger Jahre hin zu „Gleichheit“ und „Brüderlichkeit“ wirklich vollzogen werden.

Zukunftsmusik? Vielleicht. Aber das Orchester hat mit den Proben schon begonnen.

Anmerkungen

1 *Karl-Martin Dietz,* „Die Suche nach Wirklichkeit“, Stuttgart 1988.

2 Näheres dazu: *Dietz,* „Intuition. Ein Zivilisationsimpuls der ‚Philosophie der Freiheit‘ und seine Ablenkung“, in: Die Drei, Oktober 1989, S. 714–719.

3 Siehe *Wolf-Ulrich Klünker/ Bruno Sandkühler,* „Menschliche Seele und kosmischer Geist“, Stuttgart 1988.

4 *Frederik Skinner,* „Jenseits von Freiheit und Würde“, 1971, deutsche Ausgabe Reinbek 1973.

5 „Lernmaschinen“, programmierter Unterricht u. ä.: siehe *E. M. Kranich,* „Pädagogische Projekte und ihre Folgen“, Stuttgart 1969.

6 *Heiner Keupp*, „Riskante Chancen", Heidelberg 1988, S. 131 ff; ferner *Heiner Keupp und Helga Bilden*, „Verunsicherungen. Das Subjekt im gesellschaftlichen Wandel", Göttingen 1990; *H.Keupp*, „Riskante Chancen – Das Subjekt im gesellschaftlichen Wandel", in: Universitas Nr. 531, 9/1990.
7 *Horkheimer/Adorno*, „Dialektik der Aufklärung", 1947.
8 *Rudolf Steiner*, „Anthroposophische Leitsätze", GA 26.
9 Vgl. *Dietz*, „Metamorphosen des Geistes, Band 1, Prometheus – vom göttlichen zum menschlichen Wissen", Stuttgart 1989.
10 Siehe *Dietz*, „Geistesgegenwart im Alltag", in: Konturen, Band 1, Heidelberg 1990, S. 15–29.
11 Vgl. *Neil Postman*, „Wir amüsieren uns zu Tode", Frankfurt 1985.
12 *Frank Teichmann*, „Die Kultur der Empfindungsseele", Stuttgart 1990.

Karl-Martin Dietz, geb. 1945 in Heidelberg, Studium der Klassischen Philologie, Germanistik und Philosophie, daneben auch der Wirtschaftswissenschaften in Heidelberg, Tübingen und Rom. 1975 Promotion mit einer Arbeit über vorsokratische Philosophie. 1974–1980 Lehrtätigkeit am Seminar für Klassische Philologie der Universität Heidelberg. 1978 Mitbegründer des Hardenberg Instituts. Publikationen: „Die Suche nach Wirklichkeit" (1988); „Metamorphosen des Geistes", Band 1 und 2 (1989), Band 3 (1990).

DIE „RÜCKKEHR DER MENSCHLICHEN NATUR“

WOLF-ULRICH KLÜNKER

In den Schriften des irisch-christlichen Denkers Johannes Scotus Eriugena (etwa 810–880) nimmt die *Erkenntnis* des Menschen eine anthropologisch und kosmologisch zentrale Stellung ein. Das Hauptwerk Eriugenas, die „Einteilung der Natur“ (De divisione naturae) handelt im fünften Buch von der „Rückkehr der menschlichen Natur“: gemeint ist eine allmähliche Vergeistigung der Menschheit und des Universums. Dieser Verwandlungsvorgang kann sich nur durch menschliche Erkenntnis vollziehen; hier wird deutlich, daß „Erkenntnis“ dabei nicht als ein bloßes Wissen zu verstehen ist, sondern als das entscheidende Lebenselement des Menschen. Erkenntnismangel führt in den Tod: „Kein Tod ist schlimmer als die Unkenntnis der Wahrheit, kein Abgrund tiefer als die Billigung falscher Meinungen anstelle des Wahren“, sagt ein Dialogpartner in der „Einteilung der Natur“.[1] Im folgenden soll die Bedeutung der Erkenntnis für die geistige Verwandlung des Menschen unter dem Gesichtspunkt von Kultur- und kosmischer Entwicklung betrachtet werden.

Eriugena und die „Geheimwissenschaft“

Jede geistesgeschichtliche Epoche hat mindestens *eine* „Geheimwissenschaft“ hervorgebracht, der Bewußtseinsentwicklung der jeweiligen Zeit entsprechend und insofern nicht zu verwechseln mit der „Geheimwissenschaft im Umriß“ Rudolf Steiners. Dennoch bestehen hier innere (nicht philologisch-rekonstruierbare) Verbindungslinien, die nur in bewußtseinsgeschichtlicher Perspektive zu erhellen sind. An anderer Stelle wurde auf Beziehungen zwischen Eriugenas „Einteilung der Natur“ und den menschenkundlichen Darstellungen in Rudolf Steiners „Theosophie“ hingewiesen[2]; darüber hinaus läßt sich nun auch ein Aspekt der Weltentwicklung in Rudolf Steiners „Geheimwissenschaft“ durch Eriugenas Verständnis der „Erkenntnis“ beleuchten.

In der „Geheimwissenschaft im Umriß“ wird eine zweifache Entwicklung des Menschen und der Welt beschrieben: die Abfolge der Kulturentwicklung während der Erdenstufe und eine kosmologische Entwicklungsreihe des Erdenplaneten selbst. In der kulturgeschichtlichen Entwicklung bildet der sog. griechisch-lateinische Zeitraum einen Mittelpunkt. Er dauert bis zum Beginn der Neuzeit, die ihrerseits als Epoche zur Ausbildung der Bewußtseinsseele bezeichnet wird. In der kosmologischen Entwicklung bildet die gegenwärtige Verkörperungsform der Erde den Mittelpunkt, nach dem ältere Verkörperungsformen der Erde verwandelt wiederkehren werden. Das Bewußtseinsseelen-Zeitalter stellt den Menschen vor die Aufgabe, die geistige Form der Ichhaftigkeit als Geistselbst auszubilden; kosmisch gesehen ermöglicht die gegenwärtige Verkörperungsform des Erdenplaneten die Vorbereitung einer Geistselbst-Bildung, die erst in sehr viel späteren Zeiten unter anderen planetarischen Voraussetzungen Träger des Menschenlebens sein wird. Entscheidend ist dabei, daß geistesgeschichtliche und kosmische Entwicklung deutlich unterschieden, zugleich aber in ihrem Zusammenhang gedacht werden.

Im zweiten Mysteriendrama Rudolf Steiners spricht die Gestalt der Maria von einer „Zeitenwende“, in der die „Menschenseelen sich aus Verstandeskräften Wissen bilden und dann zur Geistesweisheit umgestalten“.[3] Mit der Umwandlung von Verstandeskraft über Wissen in Weisheit wird auf die Ausbildung des Geistselbst hingewiesen. Geistselbst entsteht in der Tätigkeit, die der Mensch ausübt, wenn er die Verstandeskraft aus ursprünglicher Verengung herauslöst und durch diese Form geistiger Tätigkeit Anschluß an Geistwirklichkeit findet. Diese Entwicklungsmöglichkeit sieht Maria im Hochmittelalter vorbereitet, sie einzulösen bleibt Aufgabe der Gegenwart. Hier kann der Mensch durch Ichhaftigkeit in der Erkenntnis geistige Eigenständigkeit und einen neuen Anschluß an geistige Realität gewinnen. Für die Zeitenwende ist kennzeichnend, daß der Mensch nun in geistige Eigenständigkeit entlassen wird und sich Erkenntnisse erarbeiten kann, die ihm zuvor nicht zugänglich waren. Die Verwandlung von Verstandeskraft zunächst in Wissen, dann in Weisheit erschließt diese Erkenntnisgebiete. In der Ausbildung von Geistselbst bekommt die Erkenntnis Realitätscharakter: sie wird zum Träger eines Wesensgliedes des Menschen, das er nicht von der Natur erhält, sondern in geistiger Eigentätigkeit selbst hervorbringen kann.

Johannes Scotus Eriugena blickte im 9. Jahrhundert auf diese Entwicklungsmöglichkeit hin – aber wie auf eine Zukunft. Er sprach nicht von Entwicklungsstufen der Menschheit, sondern von Verwandlungen, die der Mensch in der Erdenzukunft durchmachen wird. Auch eine Zeitenwende erscheint in Eriugenas „Einteilung der Natur“: die Verwandlungen des Menschen und der Erde beginnen zu einem bestimmten Zeitpunkt, dem Anfang der „Rückkehr der menschlichen Natur“ zu Gott.

Die Freigabe des Paradieses

Die „Rückkehr der menschlichen Natur“ wurde von Eriugena nicht als ein geistesgeschichtlicher oder kosmischer Entwicklungsvorgang gedacht, sondern in den Bildern der christlichen Tradition beschrieben. „Johannes sagt in der Apokalypse: ‚Ich sah einen neuen Himmel und eine neue Erde; denn der erste Himmel und die erste Erde sind vergangen, und das Meer existiert bereits nicht mehr.‘ Den neuen Himmel und die neue Erde ... aber verstehen wir ... als die Wiederherstellung der menschlichen Natur in ihren ursprünglichen Zustand und als ihre Rückkehr zu ihrer früheren Würde, und so werden wir, wie ich vermute, von der Wahrheit nicht weit entfernt sein.“[4] Dieser Vorgang kann heute, unter anderen Verständnisbedingungen als denjenigen des 9. Jahrhunderts, als geistesgeschichtliche und kosmische Entwicklung der Menschheit begriffen werden – Eriugena spricht von der Wiedereröffnung des Paradieses: „Gott hat vor das Paradies der Freude, d. h. vor den Anblick der vernünftigen Menschennatur – obwohl sie aus dem Paradies vertrieben, also aus der Würde ihrer ersten Schöpfung entfernt worden war – den Cherub gestellt, nämlich die Menge des Wissens oder die Ausgießung der Weisheit. Durch sie sollte sich der Mensch selbst wiedererkennen und in die frühere Glückseligkeit, die er im Sündigen verlassen hatte, zurückkehren können und wollen, gereinigt durch Tätigkeit und Wissen, geübt durch das Studium der Weisheit. Hier wird zu verstehen gegeben, daß bei der Vertreibung des Menschen aus dem Paradies mehr die göttliche Barmherzigkeit als die Strafgerechtigkeit wirksam gewesen ist. Denn der Schöpfer wollte sein Abbild, den Menschen, durch die Menge des Wissens üben, durch Ausgießung der Weisheit bewässern, erleuchten und würdig machen, wieder zum Baum des Lebens, von welchem er vertrieben wurde, zu gelangen und davon zu genießen, damit er nicht umkomme, sondern in Ewigkeit lebe.“ [5]

Der Mensch kann also wieder in das Paradies zurückkehren: durch „die Menge des Wissens oder die Ausgießung der Weisheit“; durch Wissen und Weisheit kann er sich „selbst wiedererkennen“. Diese geistige Selbsterkenntnis deutet Ichhaftigkeit auf der Geistselbststufe an, nicht das Ich der eigenen seelischen Disposition, sondern als ein Ich, das „gereinigt durch Tätigkeit und Wissen“ ist. Hier wird eine Erkenntnis mit Tatcharakter angesprochen, geistige Aktivität anstelle der geistigen Passivität auf der vorangegangenen Verstandesstufe. Aus dieser gehen „Tätigkeit und Wissen“ hervor, schließlich das „Studium der Weisheit“. Die kurz darauf angesprochene „Menge des Wissens“ könnte auch als „Vielfältigkeit der Erkenntnis“ (multitudo scientiae) übersetzt werden; der Begriff „Weisheit“ erscheint ebenfalls ein zweites Mal in dem Textabschnitt. Tätigkeit, Wissen und Weisheit sind die Verwandlungsstufen des menschlichen Verstandes; durch sie gelangt der Mensch zu einer neuen Selbsterkenntnis auf geistiger Stufe: das Geistselbst, das sich durch geistige Tätigkeit aus der menschlichen Intellektualität heraus entwickelt. Die geistige Form der Selbsterkenntnis führt zurück ins Paradies – die „Rückkehr der menschlichen Natur“ zu Gott beruht also auf der Ausbildung der Erkenntniskräfte.

So beginnt die Verwandlung nicht nur des Menschen, sondern des gesamten Kosmos, der Welt mit all ihren Ursachen und Erscheinungsformen, indem der Mensch die beschriebene Erkenntnisform erreicht. In diesem Sinne versteht Eriugena das biblisch überlieferte „Ende“ der Welt. Der Kosmos geht in seiner alten Gestalt, d. h. in seiner sinnlichen Existenz von dem Moment an dem Ende entgegen, in dem der Mensch zu der beschriebenen Erkenntnistätigkeit gelangt. „In derselben Weise, in der die mit Kraft und Wissen Erfüllten noch in diesem Leben allein im Geist sterben, so wird die ganze Welt untergehen, wenn sie ihr Ende erreicht hat.“[6] Die Erkenntnis ist der „Tod“ des alten Menschen und des alten Universums. Dies ist die große kosmische Zeitenwende im Werk Eriugenas, der Scheitelpunkt im Schöpfungswerden, von dem an das gesamte Universum beginnt, in eine geistige Existenz überzugehen und damit zu Gott zurückzukehren. In diesen Verwandlungsstufen stellt die menschliche Erkenntnis also eine entscheidende Realität dar; sie ist Vermittlerin und Ausgangspunkt der Vergeistigung aller Kreatur, der Wiedergewinnung des Paradieses.

Trichotomie und Verwandlung

Eine solche kosmische Aufgabe des Menschen setzt voraus, daß er trichotomisch gedacht wird. Nur eine Anthropologie, die Leib, Seele und Geist als Wesensglieder des Menschen anerkennt, kann verdeutlichen, wie die Welt allmählich durch den Menschen vergeistigt wird. Denn der Kosmos gliedert sich ebenfalls in physische, seelische und geistige Bestandteile; würde der Mensch eines dieser Elemente nicht besitzen, so könnte er nicht das gesamte Universum zu Gott zurückführen. Die Verwandlung der Welt beginnt beim Menschen, indem dieser den Körper „verseelt“ und die so um die ehemals körperlichen Elemente erweiterte Seele schließlich vergeistigt: „Sagt doch der große Gregor von Nyssa [etwa 343–395] . . . , daß die Seele (anima) ihren ganzen Körper in sich selbst aufnehmen und mit ihm eins und Geist (spiritus) und Vernunft (animus) und Gott werden wird.“[7] Der Übergang von spiritus in animus und Gott ist offenbar als dreigliedrige Steigerung vorzustellen; dies wird auch – in etwas anderer Begriffswahl – am Ende der „Einteilung der Natur“ deutlich.[8] Dort werden die Verwandlungen vom Körper zur Seele und schließlich zum Geist genauer gefaßt: „Die erste Stufe wird sein die Umwandlung des irdischen Körpers in Lebensbewegung (motus vitalis), die zweite Stufe die Umwandlung der Lebensbewegung in Sinn (sensus), die dritte Stufe die des Sinnes in Vernunft (ratio), darauf die Umwandlung der Vernunft in Geist (animus), in welchem das Ziel aller vernünftigen Kreatur besteht.“[9] Es fällt nicht schwer, in der „Lebensbewegung“ den Ätherleib, im „Sinn“ den Astralleib und im Verhältnis von „Vernunft“ und „Geist“ die Beziehung von selbstbewußtem Ich und Geistselbst zu erkennen.

Damit wird auch deutlicher, wie sich die Vergeistigung der Naturreiche durch den Menschen vollziehen kann. Der Entwicklungsgedanke konnte im Mittelalter nur bildlich, nicht aber im Begriff zum Ausdruck kommen. Deshalb ist die von Eriugena aufgestellte Reihenfolge der Verwandlungsstufen nicht bindend. Aus der heute möglichen Entwicklungsperspektive ergibt sich, daß die Abfolge Eriugenas umzukehren ist: der erste Entwicklungsschritt besteht in der Vergeistigung des zunächst seelisch (astralisch) gebundenen Ich zum Geistselbst. Dann ist es möglich, daß die Astralorganisation selbst von Vernunft und Geist durchdrungen wird; dabei kann man an eine ichhafte Verwandlung von durch Sinne und Empfindung vermitteltem Welt- und Selbstverhältnis des Menschen denken: das Ziel der Geistselbst-Entwicklung. Es folgt die Durchdringung der ätherischen und physischen Organisation (Ausbildung von Lebensgeist und Geistesmensch).

Mit seiner eigenen Höherentwicklung verwandelt der Mensch auch die Naturreiche; denn sein Geist steht in enger

Beziehung zu den Geistwesen des Universums, seine aus Lebensbewegung und Sinn zusammengesetzte Seelenorganisation weist auf Pflanzen und Tiere, und sein Körper ist der physischen Welt entnommen. „Alles Sichtbare und Unsichtbare ist im Menschen geschaffen", „die menschliche Natur aus Übersinnlichem und Sinnlich-Körperlichem zusammengesetzt".[10] „Deshalb wird sie als Werkstätte (officina) von allem bezeichnet, weil in ihr alles, was nach Gott ist, enthalten ist. So wird sie auch Mittleres genannt, da sie das weit voneinander entfernt Liegende, nämlich das Geistige und Körperliche in sich zusammenfaßt und zu einer Einheit verbindet ..."[11] Und in einer Predigt zum Prolog des Johannes-Evangeliums sagt Eriugena: „Deshalb wird der Mensch ‚alles' (omnis) genannt; denn ‚alle Kreatur' wird in ihm wie in einer Werkstatt verbunden. Daher gebot auch der Herr selbst den Jüngern im Hinblick auf ihre Verkündigung: ‚Verkündet das Evangelium aller Kreatur' [Markus 16, 15]"[12], nämlich der gesamten Schöpfung im Menschen.

Aufhebung des Geschlechtsunterschieds

Zusammenfassend können Eriugenas Ausführungen zur Verwandlung der Welt durch den Menschen aus heutiger (geisteswissenschaftlicher) Sicht als ein Entwicklungsprozeß aufgefaßt werden, der mit der Ausbildung von Geistselbst beginnt. Um Eriugenas Überlegungen zur „Rückkehr der menschlichen Natur" in diesem Sinne verstehen zu können, ist es notwendig, den Entwicklungsgedanken an sein Werk heranzutragen; dann ergeben sich zwanglos Beziehungen zu den menschlichen Wesensgliedern und ihrer Höherentwicklung, wie sie im Werk Rudolf Steiners dargestellt werden. Die erste Stufe dieser Höherentwicklung ist erreicht, wenn vom menschlichen Ich her die Astralorganisation zum Geistselbst umgewandelt und damit das Ich selbst vergeistigt wird. Mit dieser Möglichkeit setzt eine qualitativ neue Phase des Weltprozesses ein: kosmische Entwicklung, die bisher gleichsam naturhaft vorgegeben war, wird nun zunehmend von freier geistiger Weiterentwicklung des Menschen abhängig. Dieser Zusammenhang macht deutlich, daß die Ausbildung von Geistselbst einen realen Faktor in der Weltentwicklung darstellt: mit ihr beginnt die „Rückkehr der menschlichen Natur“ zu Gott, sie markiert damit eine kosmische Zeitenwende.

Abschließend kann man die Frage stellen, womit die Vergeistigung aller Kreatur durch menschliche Erkenntnis ihren Anfang nimmt. Eriugenas Antwort ist eindeutig: mit der Aufhebung des Geschlechtsunterschieds bzw. der Geschlechtertrennung. „Mit der Vereinigung der Teilung des Menschen in das doppelte Geschlecht beginnt der Aufstieg [aller] . . . Teilungen [der Welt] zur Einheit. Denn bei der Auferstehung wird das Geschlecht aufgehoben und die Natur vereinigt, und es wird nur der Mensch bleiben, wie er wäre, wenn er nicht gesündigt hätte. . . . und es ist zu bemerken, daß sich immer das Niedrigere in das Höhere verwandelt. Der Geschlechtsunterschied geht nämlich in den Menschen über, weil das Geschlecht niedriger ist als der Mensch.“[13] Kurz darauf heißt es: „Denn in Jesus Christus ist weder Männliches noch Weibliches, sondern allein der wahre und ganze Mensch, nämlich Körper, Seele und Geist (corpus, anima, intellectus) ohne jeden Geschlechtsunterschied . . .“[14]

So konkretisiert Eriugena den ersten Schritt in der Vergeistigung der Schöpfung. Seine Andeutungen werden verständlicher, wenn man sie wieder als Entwicklung begreift. Dabei ist es möglich, die Aufhebung des Geschlechtsunterschieds auf die drei Wesensglieder des Menschen zu beziehen und in einer Abfolge zu denken: Die Vereinigung der Geschlechter vollzieht sich zunächst auf der Ebene des Geistes, dann auf seelischem Gebiet und schließlich auch in der Körperorganisation. Es leuchtet sofort ein, daß dieser Prozeß spätestens mit der Neuzeit begonnen hat. Die üblicherweise als „Emanzipation" der Frau beschriebenen Entwicklungen führen zunächst zu einem Ausgleich des Geschlechtsunterschiedes im geistigen Bereich. Erkenntnis, Wissen und entsprechende Berufstätigkeiten werden Männern und Frauen gleichermaßen zugänglich. Dies ist allerdings nur die äußere Seite der geistigen Aufhebung des Geschlechtsunterschiedes; hinzuzunehmen sind alle Bereiche des hellen Bewußtseins: hier wird die Unterscheidung einer männlichen und weiblichen Charakteristik zunehmend hinfällig. Im weiteren Verlauf kommt es zu einem Ausgleich auch im seelischen Bereich; diese Entwicklung hat ebenfalls bereits begonnen. So ist zu bemerken, daß seelische Dispositionen immer weniger geschlechtsspezifisch unterschieden werden können – gemeint sind jetzt auch diejenigen Regionen des Seelenlebens, die nicht in den oberen Schichten des Bewußtseins anzusiedeln sind. Das Empfindungsleben, die Stimmungslage, das grundsätzliche Verhältnis zur Welt differenziert sich immer weniger in männlich und weiblich. Man kann sich vorstellen, daß diese Entwicklung nach der Astralorganisation auch den Ätherleib erreichen wird. Die letzte Phase wäre erreicht, wenn nach der allmählichen Aufhebung des Geschlechtsunterschiedes in den rhythmischen Lebensbewegungen des Ätherleibes auch eine Nivellierung im Bereich der körperlichen Ausprägungen eintreten würde.

Dieser Ausblick weist allerdings auf in großer Entfernung liegende Epochen der Menschheits- und Erdenentwicklung. Dennoch kann er dazu beitragen, ein wichtiges Element im Denken Eriugenas zu verstehen: den als Verwandlung der Natur gefaßten Blick in die Zukunft, der noch ohne einen Begriff der Entwicklung auskommen muß. So wird wie nebenbei auch der christliche Gedanke der „Auferstehung“ verständlicher. Die „Auferstehung“, mit der Eriugena die Aufhebung des Geschlechtsunterschieds in Verbindung bringt (auch bei Christus ist der Geschlechtsunterschied erst nach seiner Auferstehung aufgehoben), zielt offenbar – „modern“ verstanden – nicht auf ein einmaliges Geschehen am Ende der Welt, sondern auf einen gewaltigen kosmischen Entwicklungsvorgang. Dieser hat mit der Möglichkeit der Ausbildung von Geistselbst beim Menschen begonnen.

Anmerkungen

1 Vgl. *Wolf-Ulrich Klünker*, „Johannes Scotus Eriugena. Denken im Gespräch mit dem Engel“, Stuttgart 1988, S. 269.
2 A. a. O., S. 258 ff.
3 *Rudolf Steiner*, „Die Prüfung der Seele“, in: ders. , „Vier Mysteriendramen“ (GA 14), Dornach 1981, S. 252.
4 *Johannes Scotus Eriugena*, „Über die Einteilung der Natur“, übersetzt von Ludwig Noack. Hamburg 1870/74 (Reprint 1983), II S. 219. Lateinischer Text: Migne, Patrologia latina 122, Sp. 892 BC.
5 *Klünker*, „Eriugena“, S. 273.
6 *Eriugena*, „Einteilung der Natur“, II. S. 227 f. Migne PL 122, Sp. 897 D.
7 A. a. O., II S. 200. PL 122, Sp. 880 B.
8 Vgl. *Klünker*, „Eriugena“, S. 260 ff.
9 A. a. O., S. 261.
10 *Eriugena*, „Einteilung der Natur“, II. S. 241. Migne PL 122, Sp. 907 A.
11 A. a. O., II S. 221. PL 122, Sp. 893 C.
12 *Klünker*, „Eriugena“, S. 99 f.
13 *Eriugena*, „Einteilung der Natur“, II. S. 221. Migne PL 122, Sp. 893 C.
14 A. a. O., II S. 222. PL 122, Sp. 894 B.

KLÜNKER

Wolf-Ulrich Klünker, geboren 1955 in Holzminden. Promotion in Theologie und Pädagogik. 1981–1984 wissenschaftliche Tätigkeit an der Universität Göttingen. Danach beschäftigt an einer Fernstudien-Einrichtung in Hannover. Seit 1986 wissenschaftlicher Mitarbeiter des Friedrich von Hardenberg Instituts, Heidelberg. Forschungsschwerpunkte: Philosophie des Mittelalters, die Christologie Rudolf Steiners und religionswissenschaftliche Gegenwartsfragen. Veröffentlichungen zur Religionspsychologie, zu Thomas von Aquin (Bearbeiter der vierbändigen Edition), zu Siger von Brabant und Johannes Scotus Eriugena.

HERBERT WITZENMANN

Denken im Kampf mit dem Intellektualismus

RUDY VANDERCRUYSSE

Herbert Witzenmann starb in Heidelberg am 24. September 1988. Ein halbes Jahrhundert früher hatte er in derselben Stadt bei Karl Jaspers Philosophie studiert. Wenn man für einen anthroposophischen Studien- und Forschungsaufenthalt an das Friedrich von Hardenberg Institut kommt und dabei u. a. eine universitäre Abschlußarbeit[1] über Witzenmanns erkenntnistheoretische Anschauungen fertigstellen will, berührt es einen eigentümlich, daß Heidelberg auch für das Leben und Werk Witzenmanns nicht ohne Bedeutung war. Auf dem Hintergrund dieser Konstellation sei hier eine knappe, in dieses Leben und Werk einführende Skizze gegeben.

Zur Biographie Herbert Witzenmanns[2]

Das Leben Herbert Witzenmanns ist von merkwürdigen Gegensätzen und jähen Einschnitten geprägt. Er wurde am 16. Februar 1905 in Pforzheim in einer Familie deutscher Industrieller geboren. Nicht nur während seiner Kindheit war die Maschinenhalle ein wesentlicher Teil seiner Umwelt. Noch von 1938 bis 1966 war er im väterlichen Unternehmen mitführend tätig. – Jedoch die innere Erlebniswelt seiner Kindheit und Jugend war diejenige der Musik, und sie war ihm wichtiger als die äußere. Nach dem Gymnasium und der Musikhochschule bereitete er sich schon auf eine musikalische Laufbahn vor.

Aber die Sehnenschwäche eines Fingers seiner rechten Hand machte ihm das Ergreifen des ersehnten Pianistenberufes unmöglich.

In dieser Lebenskrise holte er sich bei Rudolf Steiner Rat. Sein Religionslehrer hatte ihn auf Rudolf Steiner aufmerksam gemacht, indem er abfällig über die Anthroposophie und die Anthroposophen gesprochen hatte. Dies veranlaßte Witzenmann dazu, „Wie erlangt man Erkenntnisse der höheren Welten" zu studieren. Er fand in diesem Buch „die Welt, die ihm durch die Musik bekannt war, in neuer und dennoch urvertrauter Art"[3] wieder. In der persönlichen Begegnung soll Rudolf Steiner ihm angeraten haben, seine philosophischen Anlagen zur Entwicklung zu bringen. Das geschah. Neben dem Studium des Maschinenbaus und der Kunstgeschichte begann er ein Philosophiestudium, das ihn u. a. nach Heidelberg führte, wo er bei dem Existenzphilosophen Karl Jaspers eine Habilitationsschrift „Über die Philosophie der Arbeit bei Hegel und Nietzsche" begann. Aber auch diesem Zukunftsentwurf, der zu einer Laufbahn als Hochschullehrer hätte führen können, wurde durch die Folgen der Diffamierung Jaspers unter den Nationalsozialisten ein vorzeitiges Ende gesetzt. Während des Krieges wurden außerdem noch seine bisherigen Manuskripte und wissenschaftlichen Unterlagen wie auch die Fabrik der Familie total zerstört.

Nach dem Krieg ist er nicht nur am Wiederaufbau der Fabrik beteiligt, denn jetzt fängt seine anthroposophische Tätigkeit nach außen an: er gibt Kurse über Rudolf Steiners „Philosophie der Freiheit", ist tätig im Stuttgarter Lehrerseminar der Freien Waldorfschule und im Freien Studien-Jahr und wird Mitherausgeber der Zeitschrift „Die Drei". 1963 wird er von Albert Steffen in den Vorstand der Allgemeinen Anthroposophischen Gesellschaft gebeten und mit der Leitung der Jugendsektion (und später auch der sozialwissenschaftlichen Sektion) der Freien Hochschule für Geisteswissenschaft betraut. Aber die sog. „Bücherfrage“[4], die schwer auf der Anthroposophischen Gesellschaft lastete, war noch nicht gelöst. Sie wurde zum Anlaß seiner Beurlaubung von den Vorstandstätigkeiten 1974, weil er in dieser Frage wesentlich anderer Auffassung als alle seine Vorstandskollegen war und blieb. Seine Tätigkeit verlegte er nun auf Neugründungen, wie den „Arbeitskreis zur geistgemäßen Durchdringung der Weltlage“ und das „Seminar für freie Jugendarbeit, Kunst und Sozialorganik“ (mit der Zeitschrift „Beiträge zur Weltlage“) sowie den Gideon Spicker Verlag. Ein sich ständig mehrendes Schrifttum entstand. Seine letzten, dem Kampf mit der Krankheit abgerungenen Jahre ergaben noch eine Fülle von Buchpublikationen, deren Bedeutung bisher noch nicht richtig gewürdigt ist.

Wenn man nach Motiven seines schriftstellerischen Werkes fragt, findet man diese schon in seiner Jugend vorweggenommen: während seiner Gymnasialzeit gründete er mit einigen Schulfreunden aus tiefster Abneigung gegen die Art des Unterrichts einen „Kampfbund gegen den Intellektualismus“, und seine Abiturientenrede widmete er Schillers Menschheitsideal. Das erste Motiv: der Kampf gegen den Intellektualismus, das zweite: die Durchdringung zweier Polaritäten (Form- und Stofftrieb), aus denen der wahre, der freie Mensch hervorgeht. Wir werden sehen, daß auch die Wirklichkeit und deren Erkenntnis in Witzenmanns Sicht aus der Durchdringung polarer Faktoren hervorgeht.

Zum erkenntnistheoretischen Grundkonzept Herbert Witzenmanns

1. Die Grundpolarität

a. Die Grundübung

Die grundlegende Polarität ist für Witzenmann diejenige von Begriff und Wahrnehmung. Aus deren gegenseitigen Durchdringung geht die „Grundstruktur" hervor. Diese Durchdringung ist das Geschehen der „Realisation", die Erkenntnis-, Wesens- und Wirklichkeitsbildung zugleich ist. Durch „Realisation" wird Wirklichkeit also erst „gebildet". In diesem Sinne kann man die Bestandteile der Wirklichkeit im allgemeinen „Gebilde" nennen. Deren Grundformen sind „Gestalten" und „Bewegungen" (womit überhaupt Vorgängliches gemeint ist)[5]. Für das gewöhnliche Gegenstandsbewußtsein verläuft das Realisationsgeschehen unbewußt. Es erblickt nur – in einer vermeintlichen Gegenwart – dessen Ergebnis. Erst die Strukturphänomenologie, das „im Anschluß an die Erkenntniswissenschaft Rudolf Steiners"[6] von Witzenmann entwickelte erkenntnistheoretische Konzept, macht den zugrundeliegenden Aufbauvorgang bewußt. Sie setzt dabei die Bereitschaft zur übenden Bewußtseinsverwandlung voraus. Wir wollen dazu einiges Grundlegende skizzieren.

Die grundlegende Übung besteht darin, daß man sich immer wieder den begrifflichen und den wahrnehmlichen Anteil der Gebilde unserer Welt und ihren unterschiedlichen Bezug auf unsere eigenen Zustände bewußt macht. Zu dem Begriffsanteil verhalten wir uns produktiv, zu dem wahrnehmlichen rezeptiv. Das Allgemein-Begriffliche wird von uns denkend hervorgebracht. Wenn wir diesen Inhalt zurückhalten und das Denken nur als reine Tätigkeit, d. h. als Blick auf die Welt richten, begegnen wir dem ohne unser Zutun Gegebenen. Auf dieses kann nur mit negativen, blicklenkenden Begriffen hingewiesen werden: es ist nicht-allgemein, bestimmungs- und zusammenhangslos. Zusammenhang, Bestimmung, Einordnung in ein Ganzes schafft erst das Denken.

Es ist von wesentlicher Bedeutung, daß wir diese Unterscheidung nicht nur theoretisch, sondern erfahrungsgemäß an konkreten Gebilden durchführen und „bis an die Grenze des Entscheidbaren“[7] verfolgen. Immer wieder sollten wir uns vergegenwärtigen, daß z.B. nicht nur die räumlichen (oben, unten, links, rechts usw.) und zeitlichen (früher, später usw.) Verhältnisse, sondern auch alle qualitativen Bestimmungen (dunkel, braun, hart usw.) vom Denken dem Wahrnehmlichen bestimmend hinzugefügt werden. Das Rein-Wahrnehmliche als solches ist also unaussagbar. Wir sollten aber versuchen, es als Grenze des Bewußtseins in den Blick zu bekommen, um von da aus einen bewußten Erkenntnisprozeß in Gang zu setzen und uns selbst dabei zu beobachten.

b. Der Übergang

Im gewöhnlichen Erkenntnisvorgang „aktualisiert“ der denkende Mensch Begrifflichkeit in Richtung des Gegebenen, d. h. die Begriffe werden nicht nur durch einen reinen Denkakt hervorgebracht, sondern auch „intentionalisiert“ (auf Außergedankliches bezogen). Sie können aber auch unabhängig von ihrem Bezug zum außergedanklich Gegebenen, also für sich, „rein“ gedacht werden. Wenn man in diesen Ausnahmezustand einzutreten versucht, kann man sich der Aktualisierung als eigenständiger Stufe vergewissern und einsehen, daß sie der Intentionalisierungsstufe logisch vorangeht, obwohl sie in der normalen Erkenntnispraxis meistens ein Gegebenes zum Anlaß hat. Als Begriffe sind sie allgemeiner Natur. „Der Tisch" umfaßt alle möglichen Tische. Sie sind nicht nur „objekt-allgemein", sondern auch „subjekt-allgemein". Ich kann mir einen anderen Tisch als Sie vorstellen, aber dem Begriff nach sind sie gleich. Deshalb wissen wir, daß es „Tische" sind, die wir uns vorstellen. Sie sind „Universalien", im Gegensatz zu dem Wahrnehmlich-Gegebenen, das absolut individuell, besser: nicht-allgemein ist. Wie kann dieser Gegensatz zwischen Individuellem und Universellem überbrückt werden?

Die Verbindung des Allgemeinen mit dem Nicht-Allgemeinen verdanken wir der beweglichen Fülle von Möglichkeiten, die der Begriff immer in sich birgt. Begriffe oder Ideen sind also „Urbilder", die sich in zahllosen individualisierten Formen „umbilden", metamorphosieren, und sich dadurch auch dem Wahrnehmlichen anpassen können, bis sie – wenn sie „zuständig" sind, d. h. überhaupt zum Objekt der Betrachtung passen – von diesem festgehalten, in einem bestimmten „Abbild" festgelegt, „inhäriert" werden: „dieser Tisch". „Aktualisierung, Intentionalisierung, Metamorphierung und Inhärierung" nennt Witzenmann die Stufen des Übergangs vom Begriff zur Wahrnehmung. Die dabei stattfindende Metamorphose des Begriffs nennt er die „Urmetamorphose". Sie sollte den „Abschluß der Goetheschen Metamorphosenlehre"[8] darstellen.

Nach der ersten Grundübung der Unterscheidung ist es jetzt fällig, immer wieder übend die Stufen des Übergangs an konkreten Beispielen beobachtend zu verfolgen. Die verschiedenen Stufen werden dabei auch einzeln geübt werden können und müssen.

c. Weitere Übungsmöglichkeiten

Auf der Begriffsseite wird man versuchen müssen, zu Evidenzerlebnissen zu gelangen, d. h. völlige Durchsichtigkeit im Hervorbringen von Denkinhalten zu erreichen, z. B. im Mathematischen. Man soll sich zum Erlebnis durchringen, daß der Denkakt von seinem Denkinhalt „rückbestimmt" wird, d. h. seine eigenen gesetzmäßigen Zusammenhänge mit hervorbringt und alle Willkür zurückweist, uns also mit einem Übersubjektiven verbindet.

Auf der Wahrnehmungsseite konnten wir uns schon bei der Grundübung vergewissern, daß das bloß Gegebene noch keine Wirklichkeit ist, sondern unserer Aufbauleistung durch begriffliche Produktivität harrt.[9] Jetzt kommt es auf die Verbindung der Begriffe mit den Wahrnehmungen durch den „Urversuch"[10] an. Die Übung besteht nun darin, daß Begriffe dem Wahrnehmlichen „angeboten" und (ihren Möglichkeiten nach) angepaßt werden, bis sie von diesem „angenommen" werden. Der ganze Vorgang soll dabei beobachtet werden: ob und wie das Universelle sich individualisieren, das Nicht-Allgemeine sich universalisieren läßt. Wie schon das Üben des reinen Denkens ist auch diese Übung eine erkenntnismoralische: nicht meine Willkür, Vorliebe oder Abneigung urteilt über die Wirklichkeit, sondern die Wirklichkeit beurteilt sich selbst, indem ich in meinem Erkenntnisexperiment die Bedingungen dazu schaffe und beobachte, was geschieht. Zu diesen Bedingungen gehört aber mein mitvollziehendes Begriffsangebot. Je nach meiner ideellen Produktivität kann der Inhärierungsvorgang fortgesetzt und damit die Wirklichkeit reicher, gesättigter werden. Sogar das prosaische Beispiel des Tisches kann schon eine Ahnung geben von dem, was möglich ist: man kann andere Sinnesmodalitäten (die als qualitative Bestimmungen begrifflicher Art sind! Vergl. Grundübung) als nur die visuelle anwenden (Qualitäten, die nach Anlaß des Tastens, Nachempfindens der Statik, des Geruchs eines alten Firnis usw. hervorgebracht werden), man kann nach Form, Funktion, Material(ien), Herstellung, Tischler fragen, möglicherweise auch nach Stilperiode, Lebenszusammenhang und Ereignissen, die ihre Spuren im Tisch hinterlassen haben können.

Wenn ich meine begriffliche Phantasie im beschriebenen Sinne experimentell handhabe, d. h. nicht willkürlich dem Gegebenen überstülpe, sondern beobachte, ob mein Begriffsangebot vom Wahrnehmlichen „angenommen" wird, bleibe ich im Bereich der Wirklichkeit und Wahrheit. [11] Im idealen Fall dehnt sich mein aus der reinen Begriffsaktualisierung stammendes Evidenzerleben über den Inhärierungsvorgang aus: der Begriff wird bewußt sowohl intentionalisiert wie auch metamorphiert, bis er in das Wahrnehmliche hineinschlüpft, diesem Struktur, Bestimmung und Bedeutung verleihend. Nirgends sollte dann die mitvollziehende Ein- und Durchsichtigkeit verlorengehen. [12]

Das Erforschen der Evidenz- und der Inhärenzpole bei den Übergangsstufen vertieft unser bewußtes Gestalt- und Bewegungserleben. Gestalt und Bewegung haben wir schon als die Grundgebilde der Welt überhaupt angesprochen. Jetzt kann einsichtig werden warum. Sie sind Metamorphosen des gleichen Urvorgangs: bei den Gestalten erlebt man das erstarrte Inhärenzmoment als vorherrschend, bei den Bewegungen dagegen erlebt man eher die gestaltauflösende Begriffsbeweglichkeit. Bei der genauen Selbstbeobachtung im Beobachten von sich bewegenden Gestalten merkt man, daß sie einander verdrängen: will man z. B. die Gestalt erfassen, muß man die Bewegung zurückdrängen. Auch dies gehört zu den grundlegenden Erlebnissen, daß wir weder Gestalten noch Bewegungen bloß rezeptiv innewerden, sondern auf unterschiedliche Art aktiv an beiden beteiligt sind.

Eine fruchtbare Zwischenstufe des Übens liegt im beweglichen Vorstellen. Man läßt individualisierte Formen einer Universalie (z.B. Dreiecke oder auch Tische, Birken usw.) kontinuierlich ineinander übergehen, bis man erfährt, daß die Grenzen der betreffenden Universalie erreicht sind, z.B. wo das Dreieck in eine Gerade übergeht. Man „erkundet" dabei nicht nur das Individualisierungspotential dieses Begriffes, man erlebt nicht nur seine bildende und umbildende Beweglichkeit, man bekommt auch ein immer helleres Gespür für den „Führungsstil" der Universalie, was wieder das Evidenzerleben unterstützt und bereichert.

Besonders anregend ist schließlich die Betrachtung der Naturreiche unter dem Gesichtspunkt der vier genannten Übergangsstufen. Sehr kurz gefaßt, erkennt man dann, wie in den Mineralien nur die inhärente Form der strukturierenden Elemente zur Wirkung kommt, wie in den Organismen dagegen die Gestaltveränderung, also die Metamorphose zum Gestaltaufbau dazukommt. In den Formen und dem Verhalten der Tiergattungen kommt noch die Intentionalisierbarkeit des Begriffs mit zum Ausdruck, aber der Mensch zeichnet sich dadurch aus, daß er alle Momente des Strukturaufbaus bis zur Aktualisierbarkeit des Begriffs wesenskonstitutiv in sich vereinigt. Daher ist er – zunächst unbewußt – an allen Phasen des Gestaltaufbaus der ihn umringenden Wesen beteiligt. Er kann es sich überdies noch bewußt machen und einsehen, „daß er im bewußten Mitvollziehen der Strukturen am Aufbau seiner eigenen Wesensgestalt arbeitet und deren Weiterentwicklung veranlagt".[13]

Somit liegt ein erheblicher Wirklichkeits- und Sinngewinn auf diesem strukturphänomenologischen Wege, während dagegen der Intellektualismus zunehmend zu Wirklichkeits- und Sinnverlust in der Zivilisation führt, wie aus dem folgenden hervorgeht.

2. Die Überwindung des Intellektualismus

Was heißt Intellektualismus? Warum soll er dringend überwunden werden? Wie wird er überwunden?

Nach Witzenmann sind die wesentlichen Probleme unserer Gegenwart nicht die vielen und schweren äußeren Bedrohungen, sondern die Bewußtseinsprobleme. Der Grund aller Übel liegt letztendlich in der intellektualistischen Bewußtseinsart, weil sie das Wesen der Wirklichkeit und den Sinn unserer Existenz verkennt und so zu Welt- und Selbstentfremdung mit den damit verbundenen verheerenden zivilisatorischen Folgen führt.[14]

Was ist das Hauptcharakteristikum des Intellektualismus? Es ist die Tätigkeits-, d. h. Denkblindheit des modernen Menschen. Wir vergessen das Denken, während wir es ausüben. Was uns allein bewußt wird, sind die *Ergebnisse* unserer denkenden Verbindung mit den Wahrnehmungen, nicht der Grundvorgang selbst. Das Resultat dieser Verbindung nennt Witzenmann – nach Steiner – eine „Vorstellung". „Vorstellungen" sind (an Wahrnehmungen) individualisierte Begriffe. In diesem Sinne sind auch realisierte Gebilde „Vorstellungen", nämlich inhärente, „objektive", und als solche zu unterscheiden von den „repräsentativen" Vorstellungen, den Erinnerungen, die mit Hilfe der „subjektiven" Spuren des Grundvorgangs (also der

Spuren in uns selbst) nachher von uns wieder aufgebaut werden können. Kurz: das gewöhnliche Gegenstandsbewußtsein ist in Wahrheit ein Vorstellungsbewußtsein. Es lebt nicht in der wirklichen Gegenwart, ist also nicht unmittelbar wirklichkeitshaltig. Es verschläft die Verwirklichung, das dynamische Wirklichkeitsgeschehen, woran wir mitvollziehend beteiligt sind. Es träumt die Vorstellungen, die aus diesem Schlaf aufsteigen, verarbeitet diese verstandesmäßig oder im Sinne der vorhandenen Bedürfnisse und entfernt sich dadurch umsomehr von der Wirklichkeit.

Dennoch ist der Intellektualismus keine unvermeidliche Folge des Vorstellungsbewußtseins. Auch wenn dieses nicht unmittelbar wirklichkeitshaltig ist, verschließt es nicht den Weg zur Wirklichkeit, sondern kann ihn – strukturphänomenologisch erhellt – sogar aufzeigen: in den Vorstellungen können nämlich die metamorphosierten Bestandteile der Grundstruktur gefunden werden: die individualisierte Begrifflichkeit und die universalisierte Wahrnehmlichkeit. Sie zeigen also den Weg zu den Elementen der Grundstruktur.

Dieser Weg muß aber auch gegangen werden. Der Intellektualismus wird nicht durch theoretische Erörterungen einer schöpferischen Wirklichkeitsidee, sondern durch das tatsächliche mitvollziehende Beobachten des Grundvorgangs überwunden. Aus dem schon Angedeuteten geht hervor, daß dies nicht ganz einfach ist. Denn auf der Ebene des gewöhnlichen Bewußtseins allein kann es nicht stattfinden, weil der Grundvorgang von einer Oberflächenschicht überlagert ist.

Versuchen wir uns das noch klarer zu machen. Neue Übungsmöglichkeiten ergeben sich dabei. Wir können uns verhältnismäßig leicht vergewissern, daß wir beim gewöhnlichen, gegenständlichen Beobachten nicht der reinen Wahrnehmung begegnen, ebensowenig wie wir beim alltäglichen Denken reine Begriffe denken. Wir „denken" immer schon Individualisiertes und „nehmen" schon Universalisiertes „wahr": beides hat Vorstellungscharakter. Was aus der Verbindung von beidem hervorgeht, ist dann auch nicht die Grundstruktur, sondern eine „Sekundärstruktur", die sich als eine erinnerungsförmige, aber als solche nicht durchschaute Schicht über die Grundstruktur lagert. Wenn wir uns selbst z. B. beim Beobachten eines Tisches wiederum beobachten, können wir feststellen, wie die Universalie („Tisch") schon auf den zu beobachtenden Tisch hin „vorindividualisiert" ist (ich aktualisiere nicht bloß den allgemeinen Begriff, sondern er ist von vornherein auf diesen Tisch hier intentionalisiert), umgekehrt ist auch das Wahrnehmungsmaterial schon „voruniversalisiert" (die Wahrnehmungselemente des Tisches sind schon aus der Fülle des Gegebenen abgesondert, aufeinander bezogen und in das Gestaltganze des Tisches eingefügt). Dieses Absuchen eines voruniversalisierten Individuellen mit Hilfe eines vorindividualisierten Universellen entspricht genau der Erinnerungsstruktur, wie wir uns durch Selbstbeobachtung klarmachen können. Die Erinnerungsvorstellungen ruhen nicht fix und fertig irgendwo in uns, bis wir sie aus dieser Schatzkammer hervorholen. Sie müssen immer wieder neu aufgebaut werden, ausgehend von einem Erinnerungsentschluß. Dieser setzt mit einem schon auf ein Individuelles intentionalisierten Begriff an („Wie sah der Tisch im Wohnzimmer meines Elternhauses aus?"), versucht dann die Spuren der vorhergegangenen Realisationen aus dem Unbewußten hervorzuholen. Diese „Spuren" sind die für den Erinnerungsaufbau notwendigen wahrnehmlichen Bestandteile, aber schon voruniversalisiert: Rotes und Weißes fügen sich in ein bestimmtes Muster, werden zum Tischtuch gebildet usw.

Aus dem Vergleich der beiden zuletzt genannten Übungsarten (das Beobachten unseres gewöhnlichen Beobachtens und Erinnerns) kann man sich erfahrungsgemäß klar machen, daß unser gewöhnliches Bewußtsein „in Wahrheit ein erinnerndes Vorstellen“ [15] ist und daß man sich zur Überwindung des Intellektualismus schon einen Ruck geben muß. Die Überwindung des Intellektualismus geht zwar vom Vorstellungsbewußtsein aus, kann aber nicht auf dieser Ebene stattfinden, d. h. das Bewußtsein muß sich verwandeln. Das geht nur durch Übung. Der strukturphänomenologische Übungsweg hebt den Erinnerungsschleier und dringt zu den Ursprüngen des Gegenständlichen vor. Was enthüllt sich dabei? Der Mensch wird sich selbst gewahr in seiner Kommunion mit der werdenden Wirklichkeit. Die Strukturphänomenologie entdeckt „das wahre Wesen des Menschen (als) ein geistiges, d. h. ein seiner Denktätigkeit verwandtes“ und die Welt als „von geistigen Kräften gestaltet, d. h. solchen Kräften, welche dem menschlichen Denken verwandt sind“. [16] Die übende Beobachtung des Erkenntnisvorgangs führt die naturwissenschaftliche Bewußtseinshaltung in eine meditationsartige Tätigkeit über. Auf diesem Wege kann ein zeitgemäßer „spirituell-wissenschaftlicher Zivilisationsimpuls“ [17] den für die heutige Zivilisationsproblematik hauptverantwortlichen Intellektualismus ablösen.

Hier konnte nur das Allergrundsätzlichste der Ansichten Witzenmanns ausgeführt werden. Viele der mannigfaltigen Fragen, die sich dabei ergeben, aber auch schon die Anwendung der strukturphänomenologischen Forschungsmethode auf unterschiedlichste Sachgebiete findet man in dem Gesamtwerk von H. Witzenmann selbst. Auf dieses möchte ich hingewiesen haben. Wer sich vom bisher Ausgeführten angesprochen fühlt, wird auf das eigene Studium dieses Werkes wohl nicht verzichten wollen. Er wird auch nicht überrascht sein darüber, daß es sich einer bloß rezeptiven Seelenhaltung nicht erschließt. Wollte Witzenmann doch in erster Linie nicht Wissensinhalte vermitteln, sondern bewußtseinsverwandelnde Übungsanregungen geben.

Anmerkungen

1 *Rudy Vandercruysse*, „Structuurfenomenologie. Herbert Witzenmanns goetheanistisch-anthroposofische kenleer. Verhandeling aangeboden tot het bekomen van de graad van licentiaat in de wijsbegeerte", Katholieke Universiteit Leuven, Hoger Instituut voor Wijsbegeerte, 1991 (voraussichtlich).

2 Im wesentlichen zurückgehend auf Herbert Witzenmanns autobiographische Skizze in „Die Drei" 2/Februar 1985, S. 109–113.

3 *Witzenmann*, a. a. O. , S. 111.

4 *Bodo von Plato*, „Zur Entwicklung der Anthroposophischen Gesellschaft. Ein historischer Überblick", Stuttgart 1986, Kap. IX und X.

5 In „Sinn und Sein" erläutert Witzenmann, warum und wieso „Gestalt" und „Bewegung" überhaupt die fundamentalen Seinsgebilde sind und wie sie in einem Umstülpungsverhältnis zueinander und zur Grundstruktur stehen. (*Witzenmann*, „Sinn und Sein. Der gemeinsame Ursprung von Gestalt und Bewegung", Stuttgart 1989).

6 So im Untertitel der „Strukturphänomenologie". Die Frage, ob und inwiefern Witzenmann tatsächlich das in Steiners Werk Ausgeführte und Veranlagte adäquat weiterführt, sprengt den Rahmen dieses Aufsatzes. Hier sei nur der Erfahrung Ausdruck verliehen, daß mancher erkenntniswissenschaftliche Ansatz in Rudolf Steiners Schriften bei Witzenmann eine differenzierte Fortführung, manche Frage eine begriffliche Klärung erfährt und daß Witzenmanns Werk hilft, eine Brücke zwischen Anthroposophie und akademischer Wissenschaft zu schlagen. (*Witzenmann*, „Strukturphänomenologie. Vorbewußtes Gestaltbilden im erkennenden Wirklichkeitenthüllen. Ein neues wissenschaftstheoretisches Konzept im Anschluß an die Erkenntniswissenschaft Rudolf Steiners", Dornach 1983).

7 *Witzenmann*, „Strukturphänomenologie", S. 17.

8 A. a. O. , S. 46.

9 Die Bestimmungslosigkeit der reinen Wahrnehmung und die nicht einfach vorhandene, sondern nur durch Tätigkeit hervorzubringende Durchsichtigkeit der Evidenz machen die Voraussetzungslosigkeit des Erkennens aus. Diese und ihr Zusammenhang mit der menschlichen Freiheit findet man aus-

geführt in *Witzenmann*, „Die Voraussetzungslosigkeit der Anthroposophie. Eine Einführung in die Geisteswissenschaft Rudolf Steiners", Stuttgart 1986.

10 Für die Bedeutung des „Urversuches" siehe „Goethes Idee des Experiments und die moderne Naturwissenschaft" in *Witzenmann*, „Intuition und Beobachtung, Band 1. Das Erfassen des Geistes im Erleben des Denkens", Stuttgart 1977, S. 35–58.

11 Für die Wahrheitsfrage und die Wahrheitskriterien siehe „Das Wahrheitsproblem im Lichte der Urteilslehre Rudolf Steiners" in *Witzenmann*, „Verstandesblindheit und Ideenschau. Die Überwindung des Intellektualismus als Zeitforderung", Dornach 1985, S. 16–31.

12 Was hier prinzipiell an „einem" Begriff erörtert wird, ist in Wirklichkeit natürlich ein komplexes Geflecht von über-, unter- und nebengeordneten Begriffszusammenhängen mit einer Vielfalt von Gegebenheiten, das erst in einem fortgesetzten, „atmenden" Beobachtungs- und Erkenntnisvorgang zustandekommt. Diese Komplexität der tatsächlichen Wirklichkeitskonstitution kommt am besten in „Sinn und Sein" zum Ausdruck.

13 *Witzenmann*, „Strukturphänomenologie", S. 48.

14 Für Beispiele einer Zivilisationskritik auf dieser Grundlage (und positiven Perspektiven aufgrund der strukturphänomenologischen Sicht) siehe „Verzweiflung und Zuversicht", Dornach 1982. Zum Verständnis des Intellektualismus (und seines Zusammenhangs mit dem Materialismus) siehe „Die Grundforderung unserer Zeit" (in „Verstandesblindheit und Ideenschau", S. 130–166).

15 *Witzenmann*, „Strukturphänomenologie", S. 61.
Aus diesem Grunde ist eine „Erinnerungskunde" von fundamentaler Bedeutung für die Erkenntniswissenschaft. Siehe auch „Methodische Konsequenzen der Goetheschen Metamorphosenidee" in *Witzenmann*, Goethes universalästhetischer Impuls. Die Vereinigung der platonischen und aristotelischen Geistesströmung", Dornach 1987, S. 334–408.

16 A. a. O., S. 101.

17 A. a. O., S. 97.

Rudy Vandercruysse, geb. 1949 in Izegem (Belgien). Diplom-Psychologe (Universität Löwen). 1973–79 tätig als klinischer Psychologe in einem psychiatrischen Krankenhaus in Noordwijkerhout (Holland). 1980 Mitbegründer und seitdem Mitarbeiter der Freien Volkshochschule auf anthroposophischer Grundlage in Antwerpen. Studium der Philosophie. Seit 1988 Generalsekretär der Anthroposophischen Gesellschaft in Belgien. 1990–91 Studien- und Forschungsaufenthalt am Friedrich von Hardenberg Institut in Heidelberg.

HENRY MORE UND DIE PLATONIKER VON CAMBRIDGE

Eine unbeachtete Linie der Reinkarnationsidee in der Geschichte?

ANGELIKA LEIBROCK

Nicht wenige Menschen sind heute auch in westlichen Ländern von der Tatsache wiederholter Erdenleben des Menschen überzeugt. Was vor zwanzig oder dreißig Jahren noch spektakulär wirkte, auf großes Unverständnis stieß oder zumindest Verwunderung auslöste, wird inzwischen im öffentlichen Leben als Selbstverständlichkeit hingenommen. Die gegenwärtige *Gewöhnung* an westliche Reinkarnationsanschauungen kann jedoch darüber hinwegtäuschen, daß deren Entstehungsbedingungen und -voraussetzungen bis heute nicht genügend geklärt sind. Inwieweit gibt es überhaupt *eigenständige* westliche oder europäische Anschauungen?

Der Ansatz Rudolf Steiners, Reinkarnation und Karma dem Denken zugänglich zu machen, nimmt im 20. Jahrhundert eine singuläre Stellung ein: es gibt in dieser Zeit keine annähernd vergleichbaren Anschauungen. Wie sich im Verlaufe des Projekts „Reinkarnation und Karma" gezeigt hat [1], weisen die gegenwärtigen Anschauungen mit ihren Vorläufern im Spiritismus und in der Theosophie nicht in die Richtung, die Rudolf Steiner verfolgt hat. Wo liegen aber die bewußtseinsgeschichtlichen Vorläufer seines Ansatzes? Die Bedeutung des Steinerschen Reinkarnationsverständnisses wird sich erst voll abzeichnen, wenn diese Frage geklärt werden kann.

Die bisherigen Anthologien über die Geschichte der Reinkarnationsanschauungen, ob neueren oder sehr alten Datums, können die genannten Fragen nicht genügend beantworten.[2] Ihnen fehlt der Blick auf den *Entwicklungszusammenhang* der Reinkarnationsidee. Sie erschließen zum Teil ausführlich ägyptische, griechische (Pythagoras, Pherekydes, Empedokles, Plato), jüdische (Kabbalisten), neuplatonische und gnostische Zeugnisse. Das Konzil von Konstantinopel im Jahre 553 machen sie für das weitgehende Verschwinden des Reinkarnationsgedankens in der christlichen Geschichte seit dieser Zeit verantwortlich. Für die Neuzeit werden jedoch relativ wenige Denker nachgewiesen, die diesen Gedanken „wiederbelebt" hätten. Nach den meisten Darstellungen beginnt erst mit Lessing dessen erneute Erwägung. Auch älteren Untersuchungen aus dem 18. und 19. Jahrhundert waren keine anderen – damals zeitgenössischen – Quellen bekannt. So weiß z. B. Carl Philipp Conz im Jahre 1791 nur Lessing, Herder, Schlosser und Carl Grosse als neuzeitliche Vertreter der „Seelenwanderungshypothese" zu nennen (die Ausdrücke ‚Seelenwanderung' und ‚Reinkarnation' werden von Grosse synonym verwendet). Nur wenige Anthologien eröffnen vielfältigere Einblicke.[3] Allerdings neigen sie dazu, die zum Teil recht vagen Zeugnisse etwas vorschnell als Belege für Reinkarnationsanschauungen anzusehen.

Da die bisherigen historischen Untersuchungen Äußerungen über Reinkarnation weitgehend als Glaube einstufen, wurde kaum auf die *Denkvoraussetzungen* der entsprechenden Anschauungen geachtet.

Denkgesinnung

Es kann jedoch nicht darum gehen, eine bloße „Wortgeschichte" zu betreiben. Wesentliche Aufschlüsse über den Entwicklungszusammenhang der Reinkarnationsidee sind nicht mit Notwendigkeit dort zu erhalten, wo Reinkarnation oder „Seelenwanderung" explizit erwähnt werden.

Es ist bezeichnend, daß Rudolf Steiner zur Entfaltung seiner modernen Reinkarnationsanschauung gerade bei solchen Denkern anknüpft, die diese Anschauung nicht selbst explizit vertreten: Heraklit und die neuzeitliche Naturwissenschaft. Eine seiner ersten Veröffentlichungen hierüber beginnt mit der folgenden, vom Thema zunächst scheinbar wegführenden Überlegung:

„Als ein gefährlicher Ketzer galt der tonangebenden Weisheit des siebzehnten Jahrhunderts der italienische Naturforscher Francesco Redi, weil er behauptete, daß auch die niedersten Tiere durch Fortpflanzung entstehen ... Denn der rechtgläubige Gelehrte der damaligen Zeit meinte, daß Würmer, Insekten, ja selbst Fische aus leblosem Schlamm entstehen können. Nichts anderes hat Redi behauptet, als was heute allgemein anerkannt ist, daß alles Lebendige von einem Lebendigen abstammt ... In einer ähnlichen Lage wie der italienische Denker ist heute der Anthroposoph. Er muß auf Grund seines Wissens das von dem Seelischen sagen, was Redi von dem Lebendigen gesagt hat. Er muß behaupten: Seelisches kann nur aus Seelischem entstehen. Und wenn die Naturwissenschaft in derselben Richtung sich weiterbewegt, die sie seit dem siebzehnten Jahrhundert genommen hat, dann wird auch die Zeit kommen, in der sie selbst – aus sich heraus – diese Anschauung vertreten wird."[4]

Steiner konzentriert sich darauf, die *Denkgesinnung* – nicht etwa die einzelnen inhaltlichen Aussagen – klar zu charakterisieren, die sich in Naturwissenschaftlern wie Francesco Redi manifestiert. Sie führt – konsequent weitergetragen – zu der Denknotwendigkeit von Reinkarnation. Die Frage nach dem *Ursprung*, nach den Entstehungsbedingungen der menschlichen Seele, d. h. letztlich nach ihrer Präexistenz führt zum Anerkennen der Reinkarnation.

Die „Cambridge Platonists"

Etwa zur gleichen Zeit wie Francesco Redi, um die Mitte des 17. Jahrhunderts, wirkte in Cambridge – teilweise auch in Oxford – eine Gruppe von Philosophen und Theologen, die sogenannten „Cambridge Platonists", die unter ganz anderen Voraussetzungen ebenfalls eine *Denkgesinnung* ausgebildet hatten, die wesentliche Grundlagen für ein modernes Reinkarnationsverständnis in sich trägt. Seit dem 16. Jahrhundert entstand im Gegenzug zu der stärkeren Entwicklung des Atheismus eine vielfältige apologetische Literatur, die die Existenz Gottes und die Unsterblickeit der menschlichen Seele beweisen wollte. Die Werke der „Cambridge Platonists" reihen sich in diese Literatur ein; die Art ihrer Darlegungen über die Unsterblichkeit der Seele stieß jedoch bei der orthodoxen Theologie auf großen Widerstand. Henry More (1614–1687), der prominenteste Platoniker aus Cambridge, wurde gar als Häretiker angegriffen: sein Werk war auf den Prinzipien der „wahren Philosophie" und der „rechten Vernunft" aufgebaut. Die „Cambridge Platonists" strebten eine Versöhnung der platonischen Lehren, wie sie vor allem von Plotin und Marsilius Ficinus gelehrt wurden, mit der

Hebräischen Bibel an. Im Gegensatz zu den beiden seit Jahrhunderten umstrittenen kirchlichen Theorien über den Ursprung der menschlichen Seele, dem Kreatianismus (Gott erschafft jede einzelne Seele aus dem Nichts im Moment der Empfängnis) und dem Traduzianismus (Entstehung der menschlichen Seele durch elterliche Zeugung), vertraten etliche von ihnen die *Präexistenz* der Seele, z.B. Henry More und Joseph Glanvill. Gegen Mitte des 17. Jahrhunderts entzündeten sich daran heftige Auseinandersetzungen, die zu einer Reihe von Traktaten über die Präexistenz der menschlichen Seele führten.

Im folgenden sollen diejenigen Grundzüge der Philosophie Henry More's dargestellt werden, die für die anfangs gestellten Fragen erhellend sein können. Einblicke in das Denken weiterer Platoniker von Cambridge, z.B. Ralph Cudworth oder Joseph Glanvill, wären lohnend, sie müssen in diesem Zusammenhang aber ausgespart bleiben.

Geist und Materie

Henry More galt in seiner Zeit als der wichtigste platonische Philosoph in England. Sein Hauptwerk, „The Immortality of the Soul“[5], war die erste philosophische Abhandlung, die die Metaphysik der Neuplatoniker an die Entdeckungen der modernen Wissenschaft anzulehnen versuchte. Ein zentraler Punkt seiner darin entwickelten Metaphysik ist die klare Unterscheidung der beiden polar entgegengesetzten Substanzen Geist [spirit] und Materie [matter]. Während Descartes für die Unterscheidung von Geist und Materie auf das Merkmal der Ausdehnung setzte, das nur der Materie („res extensa“ im Unterschied zum Geist, der „res cogitans“) eigen sei, sah More den Hauptunterschied in der Durchdringlichkeit bzw. Undurchdringlichkeit: „Der Unterschied zwischen der göttlichen Natur und der körperlichen ist deutlich, denn erstere kann letztere durchdringen, aber letztere kann sich nicht selbst durchdringen".[6] Für More ist auch der Geist ausgedehnt, wenn auch auf andere Weise als die Materie. In dieser Frage ist More einen eigenen Weg gegangen.

Neben der Durchdringlichkeit [penetration] nennt More drei weitere Bestimmungen des Geistes. Von Interesse ist in diesem Zusammenhang die dritte Bestimmung: Eigenbewegung, Eigentätigkeit [self-motion].[7]

Die Arten des Geistes

Nach der allgemeinen Bestimmung des Geistes werden die verschiedenen Arten des Geistes im einzelnen charakterisiert: Gott, der einzige ungeschaffene Geist, und die vier Arten von geschaffenen Geistern [created spirits], Engelseelen [angelic souls], Menschenseelen [human souls], Tierseelen [brute souls] und Keimformen [seminal forms]. An More's Beschreibung der Keimformen zeigt sich, daß der Bestimmung des Geistes als Eigenbewegung bzw. -tätigkeit besondere Bedeutung zukommt: Insofern eine Keimform „angemessen vorbereitete Materie [duly-prepared matter] zu Leben und Vegetation aufbaut, wie sie der einen oder anderen Pflanzenart eigen ist", ist sie ein – wenn auch in seinem Wirkungsbereich begrenzter – Geist: „sie kann Materie immanent bewegen oder wenigstens deren Bewegung lenken".[8]

Aufschlußreich ist die Unterscheidung von Menschen- und Engelseele:

„Ein fester Begriff der Seele des Menschen; diese können wir vollständiger so beschreiben: ein geschaffener Geist, der mit Empfindung und Vernunft [sense and reason] begabt ist und mit der Kraft, irdische Materie zu menschlicher Gestalt aufzubauen durch eine lebendige Einheit mit ihr. Und hierin allein, meine ich, unterscheidet sich der Geist oder die Seele eines Engels – denn ich habe die Unverfrorenheit, dasjenige Seele zu nennen, was immer es sein mag, was die Kraft hat, Materie lebendig in Tätigkeit zu setzen [power of vitally actuating the matter] – von der Seele eines Menschen, daß die Seele eines Engels einen luftartigen oder ätherischen Körper [aereal or aethereal body] lebendig in Tätigkeit setzen kann, aber daß sie nicht in diese Welt in einen irdischen [terrestrial] geboren werden kann“.[9]

Mit dieser Unterscheidung von Menschen- und Engelseele deutet More offensichtlich eine gewisse ‚Vorrangstellung‘ des Menschen gegenüber dem Engel an: er vermag etwas, was dem Engel *nicht* möglich ist, nämlich in einen irdischen Körper geboren zu werden. Wie sich weiter unten noch zeigen wird, sind aber umgekehrt dem Menschen die Tätigkeiten, die als Spezifikum des Engels genannt werden (einen luftartigen oder einen ätherischen Körper in Tätigkeit zu setzen), nicht verschlossen. Somit gibt es *keine* Fähigkeit des Engels, die der Mensch prinzipiell nicht auch besitzen kann. Die Fähigkeit, in einen irdischen Körper geboren werden zu können, ist das einzige Unterscheidungsmerkmal zwischen Mensch und Engel. Dies hat zweierlei zur Folge:

1. Sobald der Mensch seinen irdischen Körper verläßt, ist er den Engeln gleich.[10]

2. Der geistig-seelischen Kraft des Menschen, einen *irdischen* Körper aufzubauen, wird besondere Bedeutung zuerkannt. Das Leben des Menschen in irdischer Körperlichkeit wird offen-

sichtlich nicht als „Kerker", „Jammertal", als „Sturz" aus „geistigeren" Daseinsformen betrachtet. Das irdische Leben erfährt insofern eine gewisse Aufwertung.

An der Beschreibung der verschiedenen Geister fällt auf, daß More im Wortgebrauch nicht streng unterscheidet zwischen „spirit" und „soul". Wendungen wie „spirit or soul" lassen die beiden Worte als Synonyme erscheinen. Doch implizit kann eine feine Differenzierung erkennbar werden. Die Seele zeichnet sich vor allem dadurch aus, eine lebendige Einheit mit dem Körper zu bilden, die Kraft zu haben, Materie zum Leben zu aktivieren. Der Begriff „spirit" beinhaltet zwar die Fähigkeit, Materie zu bewegen, offensichtlich aber nicht notwendig die lebendige Einheit [vital union] mit einem Körper. Sofern der Geist mit einem Körper in Einheit verbunden ist, erscheint er als Seele.

„Vital Congruity"

Diese enge Bezogenheit von Körper und Seele ist von grundlegender Bedeutung in More's Seelenverständnis. Wie sein Begriff der Engelseele nahelegt, konnte er sich offensichtlich keine völlig körperlosen Seelen vorstellen. Im Zentrum seines Denkens stand die *angemessene Wechselwirkung* von Seele/Geist und Körper. Seele und Körper müssen zueinander passen, aufeinander abgestimmt sein. Er prägt dafür den Begriff „vital congruity", eine lebendige Kongruenz zwischen beiden: „Es ist deshalb klar, daß sich die Einheit der Seele mit der Materie nicht aus irgendeiner solchen groben mechanischen Art ergibt, . . . sondern aus einer Kongruenz anderer Art, welche ich nicht besser zu bezeichnen weiß als mit lebendig: diese lebendige Kongruenz ist hauptsächlich in der Seele selbst, sie ist das edelste Prinzip des

Lebens; aber sie ist auch in der Materie ... Nicht daß irgendeine Art von Leben in der Materie ist, mit welchem dasjenige in der Seele harmonieren und sich vereinen sollte, sondern es wird deshalb *lebendig* genannt, weil es die Materie zu einem passenden Subjekt für die Seele macht, um darin zu liegen und die Funktionen des Lebens auszuführen. Denn dasjenige, das selbst kein *Leben* in sich hat, kann sich an dasjenige binden, welches dies hat". [11]

Nur der gestaltende Teil [plastic part] der Seele geht eine „vital congruity" mit der Materie ein. Im Unterschied zum edleren Teil der Seele [perceptive part] kommt ihm keinerlei Wahrnehmung, Empfindung oder gar Erkenntnis zu.

Die Träger der Seele

More übernimmt – wahrscheinlich von Proclus – die alte Unterscheidung dreier verschiedener Träger der Seele [engl. vehicles, griech. ochemata]: einem ätherischen [aethereal], luftartigen [aereal] und irdischen [terrestrial]. [12] Die Neuplatoniker, beispielsweise Plotin, gingen davon aus, daß ein inneres Prinzip der Seele den periodischen Wechsel ihrer „vital congruity" bestimme. Am kürzesten verweile die Seele im irdischen Zustand, viele Jahre länger verbleibe sie im luftartigen Zustand und ewigdauernd sei der ätherische Zustand. More hat an diese Ansicht angeknüpft und sie offenbar eigenständig modifiziert. Er begründet den Wechsel der „vital congruity" mit einem Bild: „Die Einheit von Seele und Materie ist schließlich so notwendig wie das Fortführen von Essen und Trinken, solange Hunger und Durst andauern und Speise und Trank sich als gut erweisen. Aber entweder Sättigung des Magens oder ein schlechter Geschmack des Essens kann die Übereinstimmung auf einer der beiden Seiten zerstören, und dann wird die Tätigkeit zusammen mit der Lust dabei aufhören". [13]

Wenn sich einer der beiden Teile der Einheit, Seele oder Trägersubstanz, verändert, ist die „vital congruity" nicht mehr gegeben; die Seele muß dann den bisherigen Träger verlassen. Offensichtlich sind beide Teile der Kongruenz gleichberechtigt.

More zieht in diesem Zusammenhang auch ein Argument des Aristoteles aus „De Anima", Buch I, Kap. 3 heran: „Wo er von der Notwendigkeit der Qualifikation des Körpers spricht, den die Seele in Tätigkeit setzen soll, wobei er jene tadelt, die diese Erwägung vernachlässigen, dort sagt er, daß sie so wenig auf den Körper achten, als ob es möglich wäre, entsprechend den pythagoräischen Geschichten, daß jede beliebige Seele in jeden beliebigen Körper gehen könnte. So wie jedes Tier seine eigene Art hat, so hat es auch seine spezielle Gestalt. Aber jene, die dies auf andere Weise bestimmen ... sprechen so, als ob man zustimmen sollte, daß die Fähigkeit eines Tischlers sich in einer Flöte oder auch in einer Pfeife niederschlagen würde; denn jede Kunst muß ihre eigenen Werkzeuge benutzen und jede Seele ihren eigenen Körper. Wobei (wie Cardan [14] auch beobachtet hat) Aristoteles nichts an der Ansicht auszusetzen hat, daß die Seele aus einem Körper in einen anderen hineingehe (was ihre Präexistenz impliziert), sondern daß die Seele eines Tieres in den Körper eines Menschen und daß die Seele eines Menschen in einen Tierkörper gehen solle; das ist die Absurdität, die Aristoteles direkt zurückweist, die andere Ansicht scheint er stillschweigend zu akzeptieren". [15]

Auch wenn diese Interpretation des Aristoteles bestritten werden kann, so kann sie doch auf wesentliche Elemente des aristotelischen Denkens aufmerksam machen, die zu einem gedanklichen Durchdringen der Reinkarnationsidee beitragen können. More führt den aristotelischen Gedanken, daß die Seele den ihr angemessenen Körper haben muß, so weit, daß sich für ihn die Notwendigkeit ergibt: die Seele muß von einem Körper in den anderen gehen können. Er grenzt sich dabei gegen eine undifferenzierte Seelenwanderungsvorstellung ab, wie sie etwa die Pythagoräer vertreten haben, die auf diesen engen Bezug zwischen Seele und Körper nicht achtet.

Dieser Gedankengang steht in deutlichem Gegensatz zu einer Argumentation, die heute nicht selten von den Kirchen in ihrer Ablehnung gegenwärtiger Reinkarnationsanschauungen vertreten wird: die Einheit von Leib und Seele wäre gerade zerstört, wenn man davon ausgehen würde, daß die Seele in mehrere Leiber gehen könne. Dies ist *statisch* gedacht. More bringt dagegen ein *dynamisches* Element zur Geltung: *je nach der Veränderung* der Seele oder des Körpers muß sich auch das Gefüge von Körper und Seele verändern, d. h. die Seele muß einen anderen Körper annehmen.

Diskussionen über das Verhältnis von Leib und Seele sind seit der Aristoteles-Rezeption im Mittelalter weit verbreitet. Inwieweit dort bereits dieses dynamische Verständnis zugrundelag, kann hier nicht erörtert werden.

Aus More's Äußerungen läßt sich nicht klar erkennen, ob er ein wiederholtes Leben der menschlichen Seele unter physisch-irdischen Bedingungen für möglich hielt.[16] Wenn er davon spricht, daß die Seele von einem – jeweils angemessenen – Körper in einen anderen gehen kann, so denkt er vornehmlich an einen Wandel zwischen feineren Arten der Materie.[17] Er legte vor allem Wert darauf, zum einen die Präexistenz der Seele zu beweisen und die Art ihres Abstiegs in den irdischen Körper zu erläutern, zum anderen ihren Zustand nach Verlassen des irdischen Körpers eingehend zu beschreiben.

More's Denken trägt dennoch zu einem gedanklichen Durchdringen der Reinkarnationsidee bei. So betont er die Notwendigkeit einer ‚lebendigen Kongruenz' zwischen Leib und Seele des Menschen. Darunter versteht er nicht – wie dies etwa für das Tierreich gelten kann – angemessene ‚artspezifische' Körperformen. Sein Begriff der Kongruenz bezieht sich vielmehr auf ein Wechselverhältnis von Leib und Seele im Laufe des Lebens. Eine Änderung im Verhalten der Seele oder innerhalb des Körpers kann die Kongruenz erheblich beeinträchtigen. Diese ist folglich nur gewährleistet durch eine *je angemessene Veränderung* des Gefüges von Leib und Seele: eine veränderte Seele nimmt einen anderen Leib an. Mit diesem dynamischen Verständnis weist More in die Richtung der Reinkarnationsidee.

Für eine volle Entfaltung dieser Idee wäre es u. a. wichtig zu klären, worin die spezielle Bedeutung eines Lebens unter irdischen Bedingungen besteht. More's Unterscheidung zwischen Engel- und Menschenseele erkennt zwar dem irdischen Leben des Menschen eine besondere Bedeutung zu, da Engel und Mensch allein hierin voneinander abweichen. Man findet jedoch bei More keine ausdrücklichen Erläuterungen zu diesem Themenbereich.

Ausblick

Einige derjenigen Bemerkungen im Werk Henry More's, die am stärksten in die Nähe einer Reinkarnationsanschauung weisen, beziehen sich auf Aristoteles. Es wäre lohnend, die Bedeutung des Aristoteles für die Entfaltung eines modernen Reinkarnationsverständnisses eingehender zu verfolgen. Da sich Aristoteles nicht zur Reinkarnation des Menschen bekannte, beschränken sich alle Untersuchungen über die Geschichte dieser Anschauung mit einer Ausnahme[18] auf die vielfältige platonische Denktradition.[19]

Wenn man Rudolf Steiners Hinweise auf die *Denkgesinnung* eines Naturforschers wie Francesco Redi ernst nehmen will, darf man die Anstrengung nicht scheuen, auch (oder gerade) der Grundhaltung bestimmter Denker nachzuspüren, die mit einer Reinkarnationsanschauung scheinbar nichts gemein haben. So kann möglicherweise der Entwicklungszusammenhang der Reinkarnationsidee erst unter Einbezug aristotelischen Denkens verständlich werden. Einsicht in diesen Zusammenhang bildet auch eine der Voraussetzungen dazu, Rudolf Steiners stufenweise Entfaltung der Reinkarnationsidee in ihrer Bedeutung erfassen zu können.

Anmerkungen

1 *Angelika Leibrock*, „Reinkarnation und Karma als Gegenwartsfrage", in: Konturen, Band 1, Heidelberg 1990, S. 53–79.

2 *Carl Philipp Conz*, „Schicksale der Seelenwanderungshypothese unter verschiedenen Völkern und zu verschiedenen Zeiten", Königsberg 1791.
Johann Friedrich von Meyer, „Prüfung der Lehre von der Seelenwanderung", 1830.
Jürgen Bona Meyer, „Die Idee der Seelenwanderung", Hamburg 1861.
Gerhard Adler, „Wiedergeboren nach dem Tode?", Frankfurt a.M. 1977. Textidentische Taschenbuchausgabe mit geändertem Titel: „Seelenwanderung oder Wiedergeburt. Leben wir nicht nur einmal?", Freiburg, Basel, Wien 1980, ²1986.
Ernst Benz, „Die Reinkarnationslehre in Dichtung und Philosophie der deutschen Klassik und Romantik", in: *Andreas Resch (Hg.)*, „Fortleben nach dem Tode", Innsbruck 1980, ³1986.

Hans Jürgen Ruppert, „Reinkarnation in neugnostischen Bewegungen. Anthroposophie – Theosophie – New Age", in: *Hubert Hänggi, Carl-A. Keller u. a. (Hg.)*, „Reinkarnation – Wiedergeburt – aus christlicher Sicht", Freiburg (Schweiz), Zürich 1987.
Reinhart Hummel, „Reinkarnation. Weltbilder des Reinkarnationsglaubens und das Christentum", Stuttgart 1988.

3 *Emil Bock*, „Wiederholte Erdenleben. Die Wiederverkörperungsidee in der deutschen Geistesgeschichte", Stuttgart 1967.
Joseph Head und Sylvia Cranston, „Reincarnation. The Phoenix Fire Mystery", New York 1979.

4 *Rudolf Steiner*, „Reinkarnation und Karma. Vom Standpunkt der modernen Naturwissenschaft notwendige Vorstellungen", Dornach 1984, S. 7.
Vgl. zum Zusammenhang von Naturwissenschaft und Karmaerkenntnis: *Martin Basfeld*, „Die Verwandlungskraft des Karma", in: Die Drei, 9/September 1990, S. 663–675.

5 *Henry More*, „The Immortality of the Soul", London 1659, zweite stark erweiterte Auflage 1662, lateinische Ausgabe 1675–79.
Alle Zitate aus der von Alexander Jacob herausgegebenen Ausgabe, Dordrecht 1987.
Alle Übersetzungen aus dem Englischen A. L.

6 *Henry More*, Brief vom 11. Dezember 1648 an Descartes, a. a. O., S. xxxvi.

7 Die beiden anderen Bestimmungen sind Unteilbarkeit [indiscerpibility] und Verdichtung [spissitude]. Zum Hintergrund der letzten, zunächst schwer verständlichen Bestimmung: vgl. *More*, a. a. O., S. xxxviff, 27f.

8 *More*, a. a. O., S. 46f.

9 *More*, a. a. O., S. 47.

10 Vgl. *More*, a. a. O., S. 181: „Denn wir finden die luftigen Genien uns so außerordentlich nahe verwandt in ihren Fähigkeiten, da wir beide geistige Geschöpfe sind und beide das gleiche unmittelbare Werkzeug des Sinns und der Wahrnehmung gebrauchen, ... es ist die leichteste und natürlichste Schlußfolgerung, die man daraus ziehen kann, daß, wenn wir vom Körper getrennt sind und nur in Luft gebettet sind, daß wir dann gerade wie sie sein werden und das gleiche Leben und die gleiche Tätigkeit wie sie haben werden."

11 *More*, a. a. O., S. 158.

12 More verwendet „vehicle" vielfach synonym zu „body".
Zum neuplatonischen Verständnis der „ochemata" vgl. *E. R. Dodds (Hg.)*, „Proclus. The Elements of Theology", Oxford 1933, Appendix II, ‚The Astral Body in Neoplatonism', S. 313–321.

13 *More*, a. a. O., S. 159.

14 *Girolamo Cardano*, „De Animorum Immortalitate, Aristotelis de animorum immortalitate opinio".
Italienischer Mathematiker, Philosoph und Mediziner, 1501–1576.

15 *More*, a. a. O., S. 151.

16 In den Überblickswerken zur amerikanischen und europäischen Geschichte der Reinkarnationsanschauungen werden Henry More und die Cambridge Platonists in der Regel überhaupt nicht erwähnt. Nur *Head und Cranston*, a. a. O., würdigen sie mit kurzen Erläuterungen und längeren Zitaten aus ihren Werken. Allerdings vereinnahmen sie More undifferenziert zu den Bekennern der Reinkarnation.

17 Inwieweit eventuell auch die theosophische Vorstellung von einem spirituellen Leib anklingt, kann hier nicht entschieden werden.

18 *Karl-Martin Dietz*, „Die Anfänge des Reinkarnationsgedankens in Europa", in: Die Drei, 9/September 1981, S. 608ff.

19 Die platonische Tradition ist am ausführlichsten von *Joseph Head und Sylvia Cranston*, a. a. O., verfolgt worden.

Angelika Leibrock, M. A., geboren 1962 in Trier. Studium der Germanistik und Philosophie in Regensburg und Tübingen. Seit 1988 wissenschaftliche Mitarbeiterin am Hardenberg Institut im Projekt „Reinkarnation und Karma".

EINIGE BESONDERHEITEN DES DEUTSCHEN SPRACHBAUS

Versuch einer Deutung

HERMANN BERGER

Hat das Deutsche auf weitere Sicht gesehen als Weltsprache noch eine Überlebenschance? Die Frage erscheint unsinnig oder zumindest übertrieben in Anbetracht der geschätzten Anzahl von fast 100 Millionen Sprechern und der Aufwertung, die es durch die Wiedervereinigung Deutschlands und die Öffnung zu Osteuropa erfahren hat. Aber auf der anderen Seite spricht die Entwicklung namentlich der wissenschaftlichen Literatur eine deutliche Sprache. Sind schon die Naturwissenschaftler seit einiger Zeit fast geschlossen dazu übergegangen, alles das, was ihnen als wesentlich erscheint, von vorneherein auf Englisch abzufassen, so werden neuerdings deutsch geschriebene Veröffentlichungen auch im Bereich der Geisteswissenschaften in zunehmendem Maße in englischsprachigen Ländern, namentlich in Amerika, gar nicht mehr zur Kenntnis genommen, bevor sie nicht ins Englische übersetzt sind. Ein unterschwelliges Gefühl dafür, daß mit der Weltgeltung des Deutschen etwas mehr verlorenginge als der Gegenstand eines überlebten Kulturpatriotismus oder der Vorteil, sich mühelos und spontan in der angeborenen eigenen Sprache ausdrücken zu können, ist wohl auch bei der großen Anzahl derer zurückgeblieben, die sich in ihrer Lebenspraxis der Entwicklung längst gefügt haben. Aber diese erscheint als logisch und unausweichlich: bei der zunehmenden Internationalisierung aller Lebensgebiete wird ein Nebeneinander von mehreren verschiedenen

Sprachen nur störend wirken, und ein früher und guter Englischunterricht kann die sprachliche Benachteiligung mehr und mehr verringern, bis das Englische selbstverständliche Zweitsprache oder gar (wie heute schon vielfach in Indien) Erstsprache der Gebildeten geworden ist.

Ein tiefer in die Problematik eindringendes Denken wird dem entgegenhalten, daß jede Sprache nur ihre eigenen, unverwechselbaren Züge aufweise und daß die besondere Ausdrucksweise einer Sprache im engen Zusammenhang stehe mit dem Charakter des Volkes, das sie spricht. Jedem, der sich nur ein wenig in einer ihm vorher fremden Sprache zurechtgefunden hat, ist dies eine selbstverständliche und unbestreitbare Erfahrung, aber sie hat keinen Zutritt mehr in die moderne Sprachwissenschaft. Diese war in ihrem ersten Stadium noch damit beschäftigt, die herkömmliche subjektive Überbewertung der eigenen Sprache durch eine durchaus positive Relativierung zu ersetzen, verfiel aber alsbald einer extremen Formalisierung, die gerade das verhindert, worauf es bei einer sachgemäßen Typologie ankäme, nämlich die Erfassung qualitativer Unterschiede. Indem sie die Funktion der Sprache auf die der bloßen Mitteilung von Tatsachen reduziert und das „Wie“ als geschichtlich bedingte Zufälligkeiten abtut, weiß sie sich auch einig mit einer allgemeinen Tendenz, die jede Feststellung von kulturellen Unterschieden als abwertend und letztlich rassistisch motiviert verdächtigt. Gerade in Deutschland, wo ein in früherer Zeit noch ganz unbefangen verwendetes Wort wie „Volksgeist“ eine Zeitlang für Intoleranz und Unterdrückung stand, hat es eine sachgemäße und unvoreingenommene Betrachtung qualitativer Besonderheiten schwer, wieder Fuß zu fassen.

Die Möglichkeit dazu ergibt sich aber heute wie nie zuvor. Einerseits liegen in dem sprachphilosophischen Werk von Wilhelm von Humboldt[1] die Grundzüge einer geistgemäßen Sprachbetrachtung vor, die auch heute noch einen Ausgangspunkt für die Forschung bilden können. Ausgehend von der Überzeugung, daß die Sprache „gleichsam die äußere Erscheinung des Geistes der Völker" sei, gelangte er zu einer großangelegten Darstellung einer Reihe von Sprachtypen, von denen ihm der flektierende, wie er am ausgeprägtesten im Sanskrit und Altgriechischen vorliegt, als der vollkommenste galt, da er den Unterschied zwischen Inhalt und Form unmittelbar schon durch die Lautgestalt abbilde. Andererseits hat aber die moderne Sprachwissenschaft gerade durch ihre Abkehr von solchen Gedankengängen eine besondere Fähigkeit zur Erforschung der rein formalen Seite der Sprache und zu exakten Begriffsbildungen entwickelt und außerdem unsere Kenntnis namentlich außereuropäischer Sprachen um ein Vielfaches vermehrt. Sie könnte damit eine ideale Ergänzung zu W. v. Humboldts Werk bilden, indem sie dessen uns heute oft nicht leicht faßbaren Aussagen in die moderne Denkweise übersetzt.

Eine Anwendung seiner Gedankengänge auf das Deutsche lag dem noch ganz auf die klassische Vergangenheit gerichteten Denken W. v. Humboldts fern, aber in unserer Zeit kann eine Erforschung der eigenen Sprache ein Stück notwendiger Selbsterkenntnis sein. Sie kann freilich nicht mehr von einem wenn auch noch so herabgedämpften „Stolz auf die Muttersprache" ausgehen, sondern gefragt ist nur eine nüchterne Bestandsaufnahme der Züge, die das Deutsche wesentlich von anderen Sprachen unterscheiden; richtig erfaßt, sprechen sie dann für sich selbst. Ein weites Feld bildet hierfür der Wortschatz, und Kenner des Deutschen weisen mit Vorliebe auf die Schwierigkeiten hin, die sich bei Übersetzungen anspruchsvoller Texte in anderen Sprachen bei vielen Wörtern ergeben. Aber Wörter sind in der Sprache Individuen, deren Eigenart sich nur sehr schwer unter eine allgemeine Gesetzmäßigkeit bringen läßt; auch ist der Wortschatz weitgehend dem Wandel unterworfen und gerade in den eigenartigsten Begriffsbildungen (z. B. philosophischen) oft nur Besitz eines Teils der Sprachgemeinschaft. Umfassender und tiefergehend, wenn auch viel schwieriger, weil mehr als der Wortschatz dem denkenden Bewußtsein entzogen, gibt das über den Grundimpuls einer Sprache Auskunft, was schon W. v. Humboldt zum alleinigen Ausgangspunkt seiner Sprachphilosophie gemacht hat, die lautliche und die grammatische Struktur. Diese liegt aber für den Betrachter gar nicht so offen zutage, wie es zunächst scheinen möchte. Das Deutsche stimmt ja in den wesentlichen grammatischen Zügen mit fast allen übrigen Sprachen Europas überein, und was darüber hinausgeht, wird allzu leicht als eine barocke Verzierung empfunden, nur geeignet, den Zugang und die Erlernung unnötig zu erschweren. Andererseits muß es aber auch einleuchten, daß sich gerade Kompliziertheiten nur entwickeln und mit großer Zähigkeit halten können, wenn eine entschiedene und einheitliche innere Absicht dahinter steht. Im Rahmen des vorliegenden Beitrags sind dazu nur einige Andeutungen möglich.

Im rein Lautlichen ist das Deutsche von anderen Sprachen vor allem durch einen rauheren Klang unterschieden. Dieser beruht weitgehend auf dem sog. Kehlkopfverschlußlaut (engl. *glottal stop*), der nicht nur vor jedem Vokal im Wortanlaut, sondern auch vor vokalisch anlautenden Wortstämmen im Inlaut stehen muß und damit z. B. *ver'eisen* und *verreisen* lautlich unterscheidet. Der Sinn dieser Regelung ist, die Sinneinheiten der Sprache mit ihren Lauteinheiten (d. h. Silben) in Übereinstimmung zu bringen, anders als z. B. das Französische, das in einer Fügung wie *les amis*, gesprochen wie *le zami*, dem Wohlklang zuliebe den letzten Konsonanten des vorangehenden Wortes zum Beginn des folgenden hinüberzieht. Neben dem Kehlkopfverschluß ist es auch die Häufung von Konsonanten, die das Deutsche in Verruf gebracht hat. Aber nicht die Anzahl der aufeinanderfolgenden Konsonanten ist das Wesentliche, sondern die Art, wie sie in einem komplexen Regelwerk dem Silbenbau zu einer einmaligen Strukturiertheit verhelfen. In einem Wort wie *Herbststrauß* wirken die sieben aufeinanderfolgenden Konsonanten im Wortinnern doch nicht als eine beliebige Anreihung, sondern die Folgen *-rbst* und *str-* in der Kompositionsfuge können durch den festgelegten Wechsel von Dauer- und Momentanlaut, wenn auch nur durch einen starken Artikulationssinn, immer noch als eine Art Entfaltung des vokalischen Silbenkerns erscheinen. In seiner extremen Durchformung bildet der deutsche Silbenbau, wiederum unter Verzicht auf den Wohllaut, bereits lautlich die Strukturiertheit des Einzelbegriffes ab.

Innerhalb der Formenlehre stellt der Unterschied zwischen sog. „starker" und „schwacher" Deklination des Adjektivs eine Besonderheit dar, die auch bei ernsthaft bemühten Lernenden oft nach Jahren noch nicht in den natürlichen Sprachgebrauch übergegangen ist. Erscheint schon die Verschiedenheit in der Endung, je nachdem ob der bestimmte oder der unbestimmte Artikel davorsteht, wie in *de-r groß-e Mann – ein groß-er Mann, d-as groß-e Haus – ein groß-es Haus* usw., als eine zwecklose Erschwerung, so muß es als Gipfel der Irrationalität anmuten, wenn die äußere Bezeichnung des bestimmten Artikels auch noch mit einigen wenigen Lautzeichen bestritten wird, die an ganz verschiedenen Stellen auftreten. So steht der Artikel *der* nicht nur für den Nominativ mask. sg. *der Mann*, sondern auch für den Genitiv und Dativ sg. fem. *der Frau* und für den Genitiv pl. beider Geschlechter in *der Männer/Frauen*; *die* steht für den

Nominativ und Akkusativ fem. sg. *die Frau* und zugleich für den Nominativ und Akkusativ pl. beider Geschlechter in *die Männer/Frauen* , usw. Während in den einen Inhalt bezeichnenden Wörtern (wie *Mann, Frau* usw.) die Lautform unverändert bleibt und höchstens zu grammatischen Zwecken im Vokalismus modifiziert wird (wie in *Männer, Fräulein*), herrscht bei dem Formwort Artikel reine Willkür der Bezeichnung. Damit erfüllt aber das Deutsche auf seine Weise die Grundforderung, die W. v. Humboldt an eine wahrhaft flektierende Sprache stellt, nach der reine Formelemente „immateriell" darzustellen seien, was natürlich immer nur indirekt, d. h. durch Kürze, Wechsel in der Form, Umlaut und Ablaut u. dergl. erreicht werden kann. Der Sprechende übt durch den bloßen Gebrauch einer solchen grammatischen Regel eine Betrachtungsweise ein, die Inhalt (Wahrnehmung, Lexikon, Objekt) von Form (Denken, Grammatik, Subjekt) unterscheiden lernt.

Ein reiches, aber auch besonders schwieriges Kapitel ist die bekannte Fähigkeit des Deutschen, in fast unbegrenztem Maße durch Zusammensetzung neue Wörter zu bilden, die unter Beibehaltung der Individualität der beiden Komponenten ein neues, meist mehr oder minder idiomatisches Ganzes darstellen: eine *Großstadt* z.B. ist mehr als nur eine große Stadt, ein *Augenblick* etwas anderes als ein Blick des Auges (oder mit dem Auge), usw. Im Vergleich z.B. mit dem Englischen, das über ähnliche Bildungsweisen verfügt, zeigt sich eine starke Vermehrung der formalen Möglichkeiten. So kann das Deutsche als einzige unter allen Kompositionssprachen einen bloßen Verbalstamm als Vorderglied anwenden, wie in *Schreibpapier* gegen engl. *writing paper* ; es kann ein Einzelglied durch ein Wortpaar ersetzen, wie in *Tag- und Nachtgleiche, Rosenblätter und -blüten*, und hat sich in artikellosen Verbindungen von zwei Substantiven wie *Haus und Hof, Himmel und Erde* eine zwischen Kompositum und analytischer Wortverbindung stehende Konstruktion geschaffen, die eng verbundene oder in Opposition zueinander stehende Begriffspaare als Einheit zusammenfaßt, während andererseits die Verkoppelung von zwei Adjektiven wie *dummdreist, schuldig-unschuldig* usw. zu einer ganz neuen dritten Qualität führt und Gelegenheitsbildungen von unerhörter Prägnanz und Kühnheit ermöglicht, wie bei Goethe *phantastisch-flügelmännisch* (vor den Beschwörungsgebärden Mephistos am Schluß von Faust II), *mönchisch-hagestolzenartig* (von der Kristallographie, Sprüche in Prosa). Einmalig ist auch die Beibehaltung der Endungen des Plurals im Vorderglied wie in *Kindergarten, Häuserreihe* und des Genitivs wie in *Feindesland, Handelspartner*, sogar als Pseudo-Genitiv auf *-s* bei femininen Wörtern wie *Zeitungsleser, Liebesgabe* (ein Lieblingsthema pedantischer Sprachkritik), wobei auch Variationen wie *Kindskopf – Kindergarten – kindgemäß – von Kindesbeinen an* u. dergl. möglich sind. Anstelle der Endungslosigkeit im Vorderglied bei allen anderen Kompositionssprachen erscheint hier eine ausdrückliche formelle Bezeichnung des Kompositionsaktes selbst. Insgesamt scheinen all diese besonderen Regelungen darauf hinzudeuten, daß bei der deutschen Wortzusammensetzung deren beiden Pole, die verbindende Kraft und die Selbstbehauptung der Einzelglieder innerhalb der Verbindung, und damit auch die Darstellung zweier Grundbeziehungen von Begriffen zueinander in ungewöhnlichem Maße verstärkt sind.

Deutsche Sätze gelten als langatmig, aber ein näheres Zusehen ergibt, daß sie oft nur durch die Art ihrer Konstruktion den Eindruck einer großen Spannweite vermitteln. Dies geschieht vor allem durch zwei Besonderheiten der Wortstellung, wie sie anderen Sprachen fremd sind. Die eine besteht darin, daß umschreibende Verbalformen durch lange Einschübe in zwei Teile getrennt werden, wie in *ich habe gesehen* in *ich habe gestern nachmittag, als ich in der Stadt Besorgungen zu machen hatte, nach drei Jahren meinen Freund wieder gesehen.* Der Satz ist auch in anderen Sprachen keine bloße Aneinanderreihung von Wörtern, aber mehr als die üblichen, universalen Mittel der Satzbildung (Flexionsendungen, Intonation, Partikel) ist dieses zum Vordenken und zugleich zum Im-Gedächtnis-Behalten zwingende Verfahren des Deutschen geeignet, die Gestalthaftigkeit und Einheit des Satzes bewußt zu machen. Noch mehr Gewicht hat aber die Regel der verschiedenen Stellung des verbalen Prädikats im Hauptsatz und Nebensatz, wie in *er kommt oft in die Stadt – ich glaube nicht, daß er oft in die Stadt kommt.* Echte Nebensätze – ohnehin nur eine Errungenschaft von wenigen Sprachfamilien – sind überall durch Konjunktionen charakterisiert, die die Art der Unterordnung bezeichnen (*weil, daß, obwohl* usw.), oder durch Modi wie den Konjunktiv, am reichsten ausgebildet in der Consecutio Temporum des Lateinischen. Aber das Deutsche kennzeichnet ohne jede Bindung an Lautsymbole mit dem reinsten, eigentlichen Mittel der Syntax überhaupt, der Wortstellung, den Nebensatz als solchen, d. h. wie beim Kompositum (s. o.) den Akt der Unterordnung selbst.

Zusammenschauend läßt sich von den herausgegriffenen grammatischen Eigentümlichkeiten des Deutschen sagen, daß sie alle in irgendeiner Weise mit der Eigengesetzlichkeit des menschlichen Denkens zu tun haben. Das Lautsystem bildet in seiner starken Formung, d. h. durch deutliche Sonderung der sinntragenden Einheiten und deren Aufbau durch eine Anwendung der Unterordnung, die an die Grenze der natürlichen Sprechbarkeit reicht, gleichsam symbolisch die Grundoperationen Trennen und Verbinden des Denkvorgangs ab. Die indirekte, nicht an eine konkrete Lautsubstanz gebundene Darstellung der Formelemente, insbesondere des komplizierten Systems der Endungen von Artikel und Adjektiv, trennen die Elemente von Wahrnehmen und Denken. In der Kompositionslehre, die durch die engere Verbindung von zwei Wörtern zu einem zwischen Wortlehre und Syntax steht und damit so etwas wie das Herzstück der deutschen Grammatik ausmacht, wird in vielfältiger Weise das Verhältnis von Einheit und Zweiheit abgehandelt – wiederum etwas vorwiegend dem Gedanklich-Begrifflichen Verwandtes. In der Syntax endlich tritt die verstärkte Beziehung des Sprachlichen zum Denken am unmittelbarsten zutage. Die systematische Abwandlung der Wortstellung zu grammatischen Zwecken, nicht wie sonst allgemein zur emotionalen Hervorhebung, ist nach moderner linguistischer Ausdrucksweise „redundant", aber deswegen nicht überflüssig, da sie nicht nur zusätzlich die syntaktisch-gedanklichen Beziehungen bezeichnet, sondern darüber hinaus gewissermaßen auch deren Bezeichnung selbst.

Die aufgezählten Besonderheiten machen das Deutsche nicht im eigentlichen Sinne schwieriger als andere Sprachen, sie sind nur ungewohnt, und ihr Gebrauch erfordert auch nicht etwa eine erhöhte Fähigkeit zu denken. Das Besondere liegt vielmehr darin, daß Eigengesetzlichkeiten des Denkens in einen Bereich versetzt werden, in dem sie von Hause aus nicht veranlagt sind, eben der Sprache, die zwar das Denken befördert und vorbereitet, selbst aber einen autonomen Bereich mit ihm eigenen Gesetzen bildet. Diese Versetzung muß notwendigerweise auch auf die mit der Muttersprache angeborene Stellung zum Denken wirken. Ein Kennzeichen der deutschen Kultur war immer, daß sie dem Denken über den Alltagsgebrauch und die traditionelle Philosophie hinaus die Fähigkeit zutraut, auch in die Bereiche des Übersinnlichen einzudringen, die gemeinhin nur dem religiösen Glauben oder allenfalls einer dem gewöhnlichen Leben entrückten Sehergabe als zugänglich gelten. Die Größe der deutschen idealistischen Philosophie rührt von diesem Vertrauen her, aber auch die von den Nachbarn vielbelächelte Neigung zum Theoretisieren und zum pedantischen Vorplanen auch einfachster praktischer Erfordernisse.

Wenn das Deutsche heute noch eine Mission zu erfüllen hat, so kann diese nur im Zusammenhang mit der anderer großer Sprachen gesehen werden. Das Denken ist nur eine unter einer Vielzahl von menschlichen Seelenkräften, und wie es beim Einzelmenschen nur im harmonischen Zusammenwirken mit den anderen gedeihen und zum Guten ausschlagen kann, so ist auch die Zukunft der deutschen Sprache abhängig von einer Weltkultur, in der sich die verschiedenen Sprachen und Kulturgemeinschaften nicht gegenseitig zu übertrumpfen suchen, sondern danach trachten, ihren unverwechselbaren Beitrag zu einem höheren Ganzen zu erbringen. In einer Zeit, in der im Namen des Weltfriedens und der Freiheit vereinseitigende Tendenzen wie nie zuvor im Vordringen sind, mag dieses Ziel noch in weiter Ferne liegen, aber einer Wende kann innerlich vorgearbeitet werden. Der erste Schritt dazu ist, sich Klarheit darüber zu verschaffen, welches die eigentlichen Kräfte bei der Bildung und Weiterentwicklung von Sprachen sind.

Anmerkungen

1 *Wilhelm von Humboldt*, „Über die Verschiedenheit des menschlichen Sprachbaus und ihren Einfluß auf die geistige Entwicklung des Menschengeschlechts“, 1836.

Hermann Berger, geboren 1926 in Kötzting, bayr. Wald. Promotion 1953 in München in Indologie, Semitistik und Vergleichender Sprachwissenschaft. Habilitation in München 1957 in Indologie. Danach fünf Jahre Dozent an der Universität Münster. 1962–64 Gastprofessor für Vergleichende Sprachwissenschaft in Kalkutta. Sprachliche Feldforschungen in Pakistan (Sprache des Hunzatals) und in Tamilnad (Sprache der südindischen Zigeuner). Seit 1964 Professor für Indologie am Südasieninstitut der Universität Heidelberg. Veröffentlichungen zur indischen Sprachwissenschaft. Seit 1978 mehrfach Kurse am Hardenberg Institut über Sprachwissenschaft und indische Philosophie.

2

DIALOGE

SCHLOSS HAMBORN IM NATIONALSOZIALISMUS

Ein Streiflicht

BODO VON PLATO

In bescheidenem Rahmen begannen vier junge Männer 1924 in Jena mit neun „Seelenpflege-bedürftigen" Kindern zu arbeiten. Der „Lauenstein" wurde zu einem Ausgangspunkt der anthroposophisch-heilpädagogischen Tätigkeit, in der von vornherein nach den Intentionen der damaligen Leiterin der medizinischen Sektion am Goetheanum, Ita Wegman, eine enge Verbindung von Medizin, Pädagogik und Landwirtschaft – den drei „Urberufen" – veranlagt war.

Sieben Jahre später, 1931, mitten in der Weltwirtschaftskrise, nachdem bereits eine ganze Anzahl weiterer Institutionen aus dem ersten Keim hervorgegangen war, zog Siegfried Pickert, einer der vier Gründer, mit etwa vierzig Pfleglingen und einigen Mitarbeitern nach Hamborn in Westfalen. Das 350 ha große Anwesen sollte nicht nur die Basis für die lebenslange Betreuung der behinderten Kinder bieten, sondern auch Schwererziehbaren, Milieugeschädigten und Arbeitslosen weiterhelfen; kurz: viele Menschen, die „besondere Führung und Hilfe brauchten" (Pickert), fanden Aufnahme. Die Landwirtschaft wird auf biologisch-dynamische Wirtschaftsweise umgestellt, ein Erholungsheim auf Grundlage der anthroposophischen Medizin begründet, Werkstätten für die Sozialtherapie eingerichtet. In dem aufzubauenden Lebens- und Arbeitszusammenhang fand auch der Erbprinz Georg Moritz von Sachsen-Altenburg, einunddreißigjährig, seine Lebensaufgabe...

Nach etwas mehr als einem Jahr intensiver Aufbauarbeit aber verdüsterten sich die Perspektiven der umfassend angelegten Unternehmung durch die nationalsozialistische Machtergreifung. Die Verantwortlichen der Einrichtung zweifelten keinen Augenblick an der Unvereinbarkeit einer Freiheitsphilosophie des ethischen Individualismus, an der allein sie ihre Arbeit und Ziele orientierten, mit der nationalsozialistischen Ideologie des „Du bist nichts, dein Volk ist alles" und sahen – auch ohne im besonderen politisch engagiert zu sein – schwere Zeiten heraufkommen.

Die Eingriffe der Nazis in den werdenden Hamborner Lebenszusammenhang ließen nicht auf sich warten. Bereits im Herbst 1933 mußte die „Arbeitskolonne", die Handwerker und Arbeitslose zum Aufbau des Anwesens und zu ihrer eigenen Weiterbildung vereinte, aufgelöst werden. Subtiler, unausgesprochen, aber umso wirksamer wurde eine andere Beschränkung: „Was wir eigentlich ganz wesentlich vorhatten, für die lebenslange Betreuung unserer Pfleglinge hier eine sichere Basis zu schaffen, das konnten wir ja ehrlicherweise nicht mehr voll vertreten, denn wir wußten, daß da oben die Spitze ja ganz entgegengesetzt war, daß das, was wir taten, mindestens eine überflüssige, wenn nicht gar schädliche Tätigkeit war."[1]

Zwei Jahre später, im Herbst 1935, erhielt Pickert die offizielle Bestätigung seiner Einschätzung vom Bürgermeisteramt der Gemeinde: „Schloß Hamborn ist ein Fremdkörper in der Gemeinde ... und im Heim sind Mißstände festgestellt worden, die eine sofortige Schließung rechtfertigen."[2] Im Kleide des Rechtsstaates, der für ordentliche Verhältnisse Sorge zu tragen hat, streckte der Gewaltstaat seine Hand nach jenen aus, die mit seinen Zielen nicht konform gingen.

Für die Nachgeborenen, die das Ende der NS-Herrschaft kennen, die von Auschwitz und Treblinka wissen, wird es immer schwerer, sich ein zutreffendes Bild der alltäglichen Lebensbedingungen in den ersten Jahren des nationalsozialistischen Deutschlands zu machen. Die ungeliebte Republik von Weimar wuchs seit Ende der zwanziger Jahre der Diktatur entgegen, aber auch nach dem 30. Januar 1933 drang das Nazi-Regime nicht sogleich bis in alle Lebensbereiche vor. In dem „Doppelstaat" (E. Fraenkel) lebte mindestens bis zum Kriegsausbruch ein ziviler Beamten- und Rechtsstaat unvermittelt neben dem totalitären Terrorstaat. Weder persönlich noch gesellschaftlich wollte sich der Deutsche für die Seite der Gewaltherrschaft verantwortlich fühlen und hielt sie gerne für eine vorübergehende Erscheinung. Er konnte sich nach der Zeit der Brüningschen Notstandsgesetze mit der wiedergewonnenen Ordnung des bürgerlichen Lebens, dem wirtschaftlichen Aufschwung oder der Außenpolitik, die endlich den gekränkten Vaterlandsstolz und Hoffnung auf nationale Größe wieder herzustellen schien, identifizieren. Zurückhaltenden oder wacheren Zeitgenossen blieb immer noch der Weg in die innere Emigration, der mehr oder weniger weitreichenden, aber notwendig fortschreitenden Kompromisse. Der offene Widerstand fand in diesem Klima kaum Rückhalt, und die Konfrontation mit der Macht endete schnell mit Verbot oder gar im Konzentrationslager. Die Ablösung des Bürgerstaates durch den nationalsozialistischen Totalitarismus vollzog sich nicht abrupt, sondern gleitend, „scheibchenweise" (Haffner).

Drei Wochen waren den Hambornern bis zur Schließung als Frist gesetzt. Gegen das Polizeiverbot den Rechtsweg zu beschreiten hätte bedeutet, naiv und gründlich die gegebene

Situation zu verkennen. Nichts zu unternehmen würde die zu betreuenden Menschen schutzlos der Willkür eines Systems ausliefern, in dem sie nichts als Mißhandlung erwartete. Was blieb?

In einer Situation, in der bürgerliches Recht zur Tarnkappe totalitärer Absichten herabsank und ausharrendes Nichtstun nicht nur Verantwortungslosigkeit, sondern den sicheren Untergang bedeutete, erwies sich der Versuch eines Weges in das Zentrum des Gewaltstaates dort, wo Spuren der Menschlichkeit durch persönliche Verbindung erhofft werden konnten, als einziger Ausweg. Durch einen Hamborner Mitarbeiter konnten verwandtschaftliche Beziehungen zu Rudolf Heß – seit 1932 Vorsitzender der Politischen Zentralkommission der NSDAP und seit der Machtergreifung „Stellvertreter des Führers" – sowie bestehende Kontakte zu dessen Frau aktiviert werden. „So war das eben damals die Situation, daß durch die schützende Hand von Rudolf Heß ... das Ganze im Gleichgewicht blieb ..., das Polizeiverbot nie aufgehoben und nie vollstreckt wurde."[3]

Die Weiterarbeit wurde möglich in der für diese Jahre – und nicht nur für die anthroposophische Arbeit – charakteristischen offiziellen Illegalität. „Das war eine ganz schwierige Situation natürlich, aber gehörte mit zu der Lage: dieses Katz' und Maus Spielen. ... Sie konnten jederzeit zugreifen..."[4]

Die Kontakte zu Parteigrößen allein genügten aber nicht. Einen weiteren Schritt in diesem „Katz' und Maus Spiel" unternahm Georg Moritz von Sachsen-Altenburg: „Um den staatspolitischen Verdächtigungen, die sich gegen unsere freie Vereins-Existenz immer stärker richteten, einen Riegel vorzuschieben, hatte ich mich im Winter 1935 bereit erklärt, persönlich die Verantwortung von Hamborn auf mich zu nehmen und es deswegen auf meinen Namen eintragen zu lassen, um so unsere menschenpflegerische soziale Arbeit besser schützen und schirmen zu können.“[5]

Der Name des Vertreters eines alten und in der deutschen Geschichte bekannten Geschlechts veranlaßte die Gewaltherrschaft zu diesem Zeitpunkt noch zu einiger Zurückhaltung und Vorsicht. Die Verdächtigungen aber gingen weiter, Untersuchungen und Prüfungen wurden zu dem Zweck durchgeführt, den Behörden Indizien in die Hand zu geben, die eine endgültige Schließung der Institution rechtfertigen sollten, oder aber um die Möglichkeit einer Vereinnahmung in das nationalsozialistische System aufzuspüren. Die Versuche, in Hamborn zuzugreifen, gingen häufig von Verwaltungsbeamten aus, die spät zur nationalsozialistischen Bewegung gestoßen waren und nun zu ihrer Profilierung besonders energisch, häufig in Zusammenarbeit mit der Gestapo vorgingen.

Im November 1937 fand eine dieser „Untersuchungen“ statt: „Und wie die um zwei Uhr ankommen ... sehe ich, daß sie mit einer Schreibmaschine kommen, drei Mann. ... Nun saß Pickert (Pickert hatte als Vorsitzender des Trägervereins das heilpädagogische Kinderheim zu verantworten. vP.) allein mit denen und wurde also quasi in die Enge getrieben, zwei Stunden Verhör. Die wollten natürlich wissen, was mit der Heilpädagogik ist und ob wir linientreu sind. ... Wir waren natürlich alle auf Draht. (Was meinen Sie, was das schwirrt in so einem Haus dann!) ... Eine halbe Stunde später gehe ich ... hin und platze einfach herein. Sehr höflich. Hoheit und so weiter, und ich habe mich eingeschaltet ins Gespräch. Es wurde also diktiert: Der und der ist gekommen jetzt gerade und sagt das und das. Dann ging das noch fünf Stunden weiter. ...

Und nun waren da zwei Leute, Nazileute von der Stapo, ein kleiner Blonder, ziemlich Unangenehmer, Giftiger, der stellte immer die Fragen und man sagte die Antworten, dann wiederholte er die Antworten und diktierte sie dem Mann, der da schrieb. Also scheinbar alles ganz korrekt. Und der andere saß im Hintergrund. Der Saal hatte so ein Halbrund. Es waren da große Sessel von meiner Mutter. Da saß er so auf der Seite drauf, groß, blond, einen hellen Anzug an, sah eigentlich ganz sympathisch aus. Der hat sich hie und da mal mit beteiligt am Gespräch. Nun ging das weiter und weiter. Endlos.
Und da kommt der Moment, wo der von hinten, dieser Große sagt: „Nun mal was ganz anderes. Der Nationalsozialismus ist eine Weltanschauung mit Anspruch auf Totalität und die Anthroposophie ist eine Weltanschauung mit Totalitätsanspruch. Wie verhält sich das miteinander?"
Und da war mir klar: das war die entscheidende Frage, deshalb sind die überhaupt gekommen. Die wollten wissen: Sind wir zu brauchen? Sind wir ungefährlich? Sind wir gefährlich?
Und da sagte ich: „Sehen Sie, der Katholizismus ist eine Weltanschauung und der Marxismus ist eine Weltanschauung und der Nationalsozialismus ist eine Weltanschauung" – das ist ja so eine Sache, ich mußte vorsichtig sein – „aber die Anthroposophie ist eine Wissenschaft! Und Sie werden das ja doch kennen, zum Beispiel aus Ihrem Beruf, daß da Leute kommen, die vielleicht ein bißchen labil sind, also psychologisch usw. Deshalb muß man auch die psychischen Dinge, die seelischen Dinge wissenschaftlich erforschen wie das Physische." Die waren alle sehr gespannt. Was kommt nun? Wie geht das weiter? Und da habe ich ihnen frech aufgebaut: Physischer Leib – Ätherleib – Astralleib – Ich, ohne sie so zu nennen. Das dauerte vielleicht zehn Minuten, vielleicht ein bißchen länger. Pickert hatte

inzwischen Zeit, an die Antwort zu denken. ...
Und dann sagte der Blonde: „Das war ja interessant. Jetzt haben wir uns über etwas unterhalten, worüber wir nicht sprechen durften."
Ich sagte „Wieso?". Ich ... fühlte mich nun ganz sicher. Und dann konnte Pickert wieder etwas sagen und es ging noch zwei Stunden weiter.
Dann: Schluß. Und da sagte der unangenehme Kerl: „Ich würde mich gerne mal mit Ihnen über Reinkarnation unterhalten."
Und ich sage: „Bitte schön, ich bin immer da, Sie brauchen sich nur anzumelden."
Und bei der Verabschiedung sagte er: „Nun würde mich noch interessieren: Wie stehen Sie zum Nationalsozialismus?"
Peng! Jetzt kam ich also dran. Was sagt man da nun? ... Das war ein ganz entscheidender Moment und da antwortete ich: „Es gibt noch viel zu tun!" Na, was heißt das? Ich wußte, ich habe nur noch eine zweite Antwort. Wenn er fragt: ‚Was meinen Sie?', kann ich nur sagen: Nun, Wiederaufrüstung – man mußte das wohl in der Zwischenzeit sagen, es war ja das Jahr 1937 im November – und Arbeitsdienst; Autobahn, eine großartige Sache. Aber das Kulturelle fehlt.
Da hätte er vielleicht gesagt oder wahrscheinlich sogar gesagt: Machen Sie das bei uns! Und dann säße ich drin, könnte nicht mehr heraus.
Aber er hat nicht gewagt zu fragen, was ich meinte.
Er dachte wohl: Wenn es keine Kritik ist, dieses: Es gibt viel zu tun, bin ich blamiert. Er sagte nichts ...
Sie können im Evangelium die Stelle finden, wo solche Situationen sind. ... – mit abelitischer Stimmung kommt man da nicht durch: Wir sind doch brav, was wollt ihr denn? Wir sind doch brave Leute, vielleicht sogar die Überzeugung dazu: Wir

sind doch die Größeren, aber ihr wißt das nicht. Das genügt nicht. Da ist die Macht ganz anders. Man stand da wirklich der Macht gegenüber. Das war ein entscheidender Moment."[6]

Die Macht aber verlor ihre Ziele nicht aus den Augen. 1941 – als der NS-Terror nahezu alle Lebensbereiche erfaßt hatte – kam das Reichssicherheitshauptamt zu dem Schluß: „Obwohl die Anthroposophie sich politisch meistens sehr vorsichtig verhalten hat ..., ergibt sich doch aus dem weltanschaulichen Gegensatz zwischen Anthroposophie und nationalsozialistischer Weltanschauung, daß die Anthroposophie letzten Endes zur politischen Zersetzung des Nationalsozialismus beitragen muß. Gerade deshalb, weil eine politische Kampfstellung der Anthroposophie gegenüber dem Nationalsozialismus nach außen hin nicht in Erscheinung tritt, ist die Zersetzungsgefahr der Anthroposophie gegenüber dem Nationalsozialismus besonders groß."[7]

Inwieweit Gespräche wie das dokumentierte zu diesem Ergebnis beitrugen, läßt sich heute kaum noch feststellen. „Das Schloß Hamborn des Erbprinzen von Sachsen-Altenburg" wird ausdrücklich in dem Bericht erwähnt als eine der Institutionen, „die unter mehr oder weniger geschickter Tarnung für die Verbreitung der Anthroposophie und für den Zusammenhalt der Mitglieder der aufgelösten Anthroposophischen Gesellschaft sorgte."[8]

Am 9. Juni 1941 folgte eine reichsweite Aktion der Gestapo, die zur endgültigen Zwangsschließung fast aller anthroposophischen Institutionen führte, die durch die heute oft angeprangerten Bemühungen, Verhandlungen und Kompromisse trotz des Verbotes der Anthroposophischen Gesellschaft am 1. 11. 1935 noch hatten arbeiten können. Die führenden Mitarbeiter wurden vorübergehend inhaftiert. Für fünf herausragende Repräsentanten – auch für Georg Moritz von Sachsen-Altenburg – waren Todesurteile vorgesehen.[9]

„Ich war eigentlich die allermeiste Zeit in Paderborn stationiert, ... auch am 9. Juni 41 ... und kam dann per Fahrrad hier angestrampelt und sah das Desaster, kam gerade noch dazu, wie der Erbprinz abgeführt wurde – unvergeßlicher Eindruck: ... also Hoheit ist er ja, aber das wirklich von innen her erfüllt. Rechts und links die Schergen, und er in der Mitte, diese doch immerhin zarte Konstitution, aber strahlende Hoheit und innere Unüberwindlichkeit – so wurde er da verfrachtet. Das war nun schon ein Verbrechen, daß er hier eben eine für staatsfeindlich erklärte Sache ganz wesentlich getragen hatte."[10]

Nachbemerkung:
Im Zusammenhang mit dem Forschungsprojekt zur Geschichte und Entwicklung des anthroposophischen Kulturimpulses am Friedrich von Hardenberg Institut wurden im vergangenen Jahr Gespräche mit Siegfried Pickert und Georg Moritz von Sachsen-Altenburg in Hamborn aufgezeichnet.

Georg Moritz von Sachsen-Altenburg wurde nach neunmonatiger Gestapohaft entlassen und kehrte 1946 nach Hamborn zurück; er wirkte bis 1968 an verantwortlicher Stelle und blieb bis zu seinem Tode im Februar 1991 eine zentrale Persönlichkeit in diesem heute viele hundert Menschen zählenden Lebens- und Arbeitszusammenhang.

Anmerkungen

1 *S. Pickert,* 19. 7. 1990, S. 4 (D).
2 *S. Pickert,* 19. 7. 1990, S. 7 (D).
3 *S. Pickert,* 5. 10. 1990, S. 2 (D).
4 *S. Pickert,* 5. 10. 1990, S. 3 (D).
5 50 Jahre Schloß Hamborn, Festschrift, 1981, S. 17f.
6 *v. Sachsen-Altenburg,* 19. 7. 1990, S. 31 ff (D).
7 „Die Anthroposophie und ihre Zweckverbände", Berlin 1941, S. 15.
8 s. (7), S. 31.
9 *R. Hauschka,* „Wetterleuchten einer Zeitenwende", Frankfurt 1982, S. 101.
10 *S. Pickert,* 5. 10. 1990, S. 4 (D).
(D): Dokumentation des Forschungsprojektes.

Bodo von Plato, geboren 1958 in Bad Bevensen. 1977 Abitur und Beginn des Studiums der anthroposophisch orientierten Geisteswissenschaft. Bis 1979 Arbeit in der Sozialtherapie mit schwer behinderten Erwachsenen (Bremen). 1979–84 Studium der Geschichte, Philosophie, Kunst und Waldorfpädagogik (Wien, Bonn, Tours, Witten-Annen). 1984 bis 1989 Oberstufenlehrer für Deutsch und Geschichte an der Rudolf Steiner Schule Verrières le Buisson (Paris), Klassenbetreuer. Tätigkeiten im Rahmen der Anthroposophischen Gesellschaft. Seit Herbst 1989 Leiter des Forschungsprojektes zur Entwicklung und Geschichte des anthroposophischen Kulturimpulses am Hardenberg Institut.
Veröffentlichung: Zur Entwicklung der Anthroposophischen Gesellschaft. Ein historischer Überblick. Stuttgart 1986.

SPRACHVERWIRRUNG – KRIEGSVERIRRUNG

Zur Sprache der Lyrik am Anfang des Jahrhunderts[1]

LOTHAR REINERS

Was kann jemanden veranlassen, sich heute noch intensiv mit Lyrik zu beschäftigen? Schließlich erscheint kaum etwas in den drängenden sozialen und ökologischen Problemen der Gegenwart nebensächlicher, unspektakulärer und unwirksamer. Doch diese Frage stellt sich eigentlich nur am Anfang der Beschäftigung mit Dichtung. Beginnt man tiefer einzusteigen, tritt das eigenartige Phänomen auf, daß sich die Frage mehr und mehr erübrigt; man ist unmittelbar in einer wesentlichen Schicht als Zeitgenosse angesprochen. Die Dichter haben ihrer Zeit etwas zu ‚sagen'.

Diese spezielle Schicht des Dichterischen hat ins 20. Jahrhundert hinein eine bedeutende Wandlung durchgemacht: An die Stelle einer lebendige Welterfahrung in den vielfältigsten Formen vermittelnden Dichtung ist zunehmend ein innerer Bewußtseinskampf mit der Sprache getreten.

Bereits um die Jahrhundertwende scheint sich das Verhältnis des Dichters zu seinem ureigensten Medium, der Sprache, zu wandeln. Der Dichter Hugo von Hofmannsthal schildert in dem berühmten ‚Chandos Brief' eine fiktive Figur, den Dichter und Schriftsteller Philipp Lord Chandos, der von außerordentlichen Momenten berichtet, in denen ihm die Sprache versagt. Sei es bei einer Moralpredigt seiner Tochter gegenüber oder einer Unterhaltung bei Tische über die öffentlichen Angelegenheiten am Hofe – plötzlich treten diese Zustände auf. Mitten im

Gespräch, gerade ein allgemeines Urteil fällend, tritt er aus sich heraus und sieht sich seinem eigenen Sprechen gegenüber. Die Worte, mit denen er sich gerade noch identifiziert hat, erscheinen ihm auf einmal hohl und zerfallen ihm im Munde „wie modrige Pilze".[2]

Chandos wird mehr und mehr gewahr, daß *er selbst* nicht bei der Entstehung dessen, was er ausspricht, dabei ist. Was an scheinbar unzweifelhaften Wahrheiten und Überzeugungen über seine Lippen geht, scheint ihm nun mehr aus einer undurchschauten Gewohnheit des Sprechens als aus einer inneren Gewißheit hervorzugehen. Zutiefst betroffen von dem Ausmaß einer solchen nicht vom Ich durchdrungenen, verselbständigten Sprache bei sich und den anderen Menschen seiner Umgebung, zieht er sich von jeglicher literarischen Betätigung zurück. Die Sprache dämmert ihm als eine ungeheure Scheinwelt auf, eine Welt schillernder Begriffe, die sich unbeobachtet ins Bewußtsein schleichen; die Worte fließen ihm wie selbstverständlich zu als Gewohnheiten und Konventionen mit hypnotischer Kraft: „Wirbel sind sie, in die hinabzusehen mich schwindelt, die sich unaufhaltsam drehen und durch die hindurch man ins Leere kommt."[3] – Der Chandos Brief gehört zu den ersten literarischen Zeugnissen, die zu erkennen geben, daß eine altgewohnte Sicherheit in der Sprache ins Wanken geraten ist.

Der Erste Weltkrieg – Sprachrausch und Sprachlosigkeit

Die Tatsache, daß die tragenden Traditionen und Konventionen in der Sprache verlorengegangen sind, tritt durch die Katastrophe des 1. Weltkrieges offen zutage. Angefüllt mit Parolen, hohlen Moralbegriffen und Allgemeinplätzen, gespeist durch die Journale und Zeitungen und die Macht ihrer Schlagzeilen, durch die Reden des Kaisers in schillerschem Pathos, aber auch durch die Parolen, die sich ihren Weg durch Gruppierungen auf der Straße oder in Vereinen suchen, zieht ein jeder, gleich ob ‚gebildet' oder ‚ungebildet', voller Begeisterung in den Krieg: „Auf Wiedersehen am Boulevard in Paris" oder: „Feldgrau macht alle Menschen zu Brüdern, im Felde sind alle gleich". – Ein „kurzes reinigendes Gewitter", das den Aufschwung zu einer neuen Blüte der Kultur nach sich ziehen wird – so glaubt man.[4] Auf der anderen Seite steht die fürchterliche Realität eines modernen großtechnischen Krieges, dem weder Begriffe noch Vorstellungsvermögen gewachsen sind und der den Menschen an der Front die Sprache verschlägt. – Dem Blutbad von Verdun und dem an der Somme steht hilflos eine allgemeine Bewußtseinsdumpfheit gegenüber. Die Menschen sind angefüllt mit hohlen, aber Begeisterung auslösenden Scheinbegriffen, ja geradezu von ihnen beherrscht. Ein Gebilde geht um, das von keinem individuellen Menschen durchdrungen ist, sondern durch die Öffentlichkeit ‚herumgeistert' und, obwohl es scheinbar keinen Urheber hat, eine ungeheure Massenwirkung entfaltet: die Phrase.

Was heißt es genauer betrachtet, von der Phrase beherrscht zu sein? Der Mensch bemerkt nicht, daß er die Begriffe, mit denen er die Wirklichkeit erfaßt, gar nicht selbst bildet, sondern daß sie ihm durch die Sprache zufließen. Was im Kampf der Pressestimmen die Oberhand gewinnt, was Autoritäten oder einfach die Mehrheit um ihn herum immer wieder aussprechen, erscheint ihm früher oder später wie selbstverständlich als ‚Wirklichkeit'. Diese hat aber nur eine sprachliche Existenz. Handelt nun der Mensch aus dieser Schein-Erfahrung der Phrase, dann handelt nicht er selbst. Er hätte seine Begriffe selber, durch eigenständiges Denken erwerben müssen. Nun handelt etwas in ihm, was er nicht durchschaut, weil die Macht der Sprache ihn nicht zu sich selbst kommen läßt, weil sie sein Ich als Instanz übergeht. So kann sich ein kollektiver Wille seiner bedienen – und welcher Art dieser ist, hat in diesem Jahrhundert nicht nur der 1. Weltkrieg in erschreckendem Maße gezeigt.

Unabhängig voneinander kommen Karl Kraus und Rudolf Steiner in dieser Zeit zu der gleichen Beobachtung, daß mit dem 1. Weltkrieg die Phrase ihre Weltherrschaft angetreten hat.[5] Für den Journalisten und Dichter Karl Kraus ist sie nur die andere Seite der Gewalt, ihre Bewußtseinsseite, und damit die tiefere Ursache der Weltkriegskatastrophe. Hauptverantwortlich für diese Entwicklung war für ihn der Journalismus, der die Sprache mehr und mehr vom einzelnen Menschen losgelöst und zu einer öffentlich-anonymen Angelegenheit gemacht hatte.

Karl Kraus hatte in seiner „Fackel", einer Zeitschrift – von ihm allein, d. h. von einem einzigen Menschen geschrieben –, seit 1899 fortwährend gegen den Journalismus und seine anonyme Sprachmächtigkeit gekämpft. Er wollte der journalistischen Sprache ihren individuellen Charakter bewahren. Nun sieht er sich mit Ausbruch des Krieges gezwungen zu verstummen. Die „Fackel" stellt ein halbes Jahr lang ihr Erscheinen ein: „In dieser großen Zeit, ... in der geschehen muß, was man sich nicht mehr vorstellen kann, und könnte man es, es geschähe nicht –; in dieser ernsten Zeit, die ... sich selbst auf frischer Tat ertappend nach Worten sucht; ... in dieser da mögen Sie von mir kein eigenes Wort erwarten. ... wo Federn in Blut tauchen und Schwerter in Tinte, muß das, was nicht gedacht wird, getan werden, aber ist das, was nur gedacht wird, unaussprechlich. Erwarten Sie von mir kein eigenes Wort."[6] Das Verstummen der Dichter und die Auffassung, daß das ‚Eigene', das

Wesentliche ‚unsagbar' geworden sei aufgrund einer allgemeinen Bewußtseins- und Sprachsituation, wird ein Grundzug des 20. Jahrhunderts.

Vom Hintersinn und Untersinn der Sprache – Otto Nebel

Die Erfahrung einer nicht mehr vom Menschen durchdrungenen, hohlgewordenen Sprache, die unmenschliche Folgen zeitigt, muß jedoch nicht zwangsläufig zum Verstummen führen. In ganz anderer Art ringt der heute leider viel zu wenig bekannte, sprachgewaltige Dichter Otto Nebel mit dem Ereignis des 1. Weltkrieges.

In der Nacht vom 24. zum 25. Dezember 1918, in einem englischen Kriegsgefangenenlager in Colesdale in England, schrieb er ein 6000 Zeilen umfassendes Werk nieder, in dem er seine vierjährigen Kriegserfahrungen verarbeitete. Ihr Anfang, so schreibt er, wurde ihm durch „Zuraunung während eines Wahrtraumes" bewußt.[7] Die Versdichtung „Zuginsfeld" entstand.

Ausdrücke und Wendungen einer kriegsbedingten und kriegsbedingenden Sprache aller Art reihen sich scheinbar kommentarlos hintereinander; übermächtig, nicht enden wollend und derart, daß kein Urheber, kein menschliches Ich mehr hinter dieser Sprache zu finden ist. Der Anfang:

Wehrkraft im Geist

Wer
Der Mann
Pflicht gibt ihm Zwang und nimmt ihm Kraft
Zwang gibt ihm Waffen und nimmt ihm Wehr

Nimmt er das Gewehr über
Übernimmt
Und
Untergibt es ihn
Untergebener
Überlieferter
Der Mann ist geliefert
Vorgesetzter
  Zurückgesetzter
So wird der Mann versetzt
Verstellt
  Verrückt
(. . .)[8]

Der Collagestil – er wird in dieser Zeit auch in anderen Künsten entdeckt – ermöglicht es, dem Leser die menschenfeindliche Konsequenz einer ich-losen Sprache vor Augen zu führen. Aber es handelt sich nicht um bloße Zitate, die die Situation nur dokumentieren sollen. Durch kleine Lautumstellungen, grammatische Änderungen und scheinbar assoziative Sinnverknüpfungen, die der Dichter geschickt einsetzt, tritt die ganze Doppelbödigkeit und Hintergründigkeit dieser Sprache offen zutage. Wie hinter schönen Fassaden, z.B. „Den Feldgrauen", springen plötzlich die versteckten Wirklichkeitsschichten hervor: „DAS FELDGRAUEN". Indem die Dichtung zeigt, wie die urheberlosen Worte die Wirklichkeit mit einer Scheinwelt verkleistern, hält sie den Menschen ihre Bewußtseinssituation vor Augen. Wer sich weiterhin schlafend in der Sprache sicher glaubt, lebt bereits, ohne daß er es merkt, in einer Unter-Welt: „Lauter gefährliche Dinge . . . und unterirdische Gefahren. Und auch von oben, von der Seite und von hinten drohen überall geheime Fährnisse, die es nicht gestatten, sich im wahnvollen Halbbewußtsein einer fragwürdigen Sicherheit zur Ruhe zu setzen."[9] Der Dichter wird zum Warnrufer an den Menschen, den Kräften gegenüber aufzuwachen, die sich der Sprache bemächtigen.

Auch heute, 70 Jahre später, im jüngst angebrochenen Zeitalter der „militärischen Konfliktlösungen", der „Schutzmächte" und „Friedenstruppen" erscheinen solche Warnrufe so aktuell wie damals.

Suche nach dem Schöpferischen in der Sprache – Hugo Ball

Ein anderer Weg, dem Verstummen-müssen zu entgehen, findet sich in der Welt der Dadaisten. Auch für sie gibt die Sprachverwirrung zur Zeit des 1. Weltkrieges den Hintergrund ab.

Der Feldzug der Dadaisten richtete sich ebenfalls vor allem gegen den Journalismus und die durch ihn verdorbene Sprache, aber mehr noch gegen jede Art von Weltanschauungsinhalt in der Kunst. Der „Ramschausverkauf" der Weltanschauungen war längst im Gange, „das Wort ist zur Ware geworden" (Hugo Ball).[10] Jedem, der sich noch an eine Weltanschauung klammerte, sollte der Boden unter den Füßen weggezogen werden. Es sollte sich herausstellen, ob sich der Mensch auch selbst tragen kann, aus einer selbst geschaffenen Welterfahrung leben kann.

So kam es entgegen den vielen ‚Ismen' der Zeit, die jeweils wieder eine neue Weltanschauung proklamierten, zu dem ‚Ismus' des Wortes DADA, der eigentlich keiner war; ein Wort, das nicht zur Ware werden sollte. Daß nun dieses eine Wort, das gar nichts *bedeutete*, plötzlich eine ganze Bewegung hinter sich vereinte und dieser in den Großstädten der Welt Zentren erwuchsen, in Zürich, Berlin, Paris, New York, mußte geradezu besorgniserregend auf die Zeitgenossen wirken. Endgültiger kultureller Verfall oder Neuanfang?

„Wir begrüßen das Kind in der Kunst und im Leben", so war Hugo Balls Antwort auf diese Frage. Er begann nun mit dem letzten „heiligsten" Bezirk der Dichtung, der noch bewahrt und unberührt geblieben sei, den Lauten, klangschöpferisch umzugehen und erfand neue Worte, die ohne Inhalt nur durch ihre Laute sprechen sollten, und dichtete mit ihnen – auf der Suche nach einer neuen Welt „mit eigenen Gesetzen und eigener Figur, die neue Rätsel und neue Aufgaben stellt, ebenso wie ein neuer Weltteil".[11] 1916 trug er selbst die Reihe seiner Lautgedichte im Cabaret Voltaire in Zürich vor.

Bei der Betrachtung der Lautgedichte, wie z. B. „Wolken" wird man sehr schnell zu dem Schluß kommen, daß man hier mit den üblichen Formen des Analysierens und Interpretierens des schriftlichen Textes nicht weit kommt. Diese Gedichte vermitteln keine Ideen, die der brave Germanist mit viel Akribie ‚herausfiltern' kann, um dann unter Nichtbeachtung des Künstlerischen endlich sagen zu können, was der Dichter nun ‚eigentlich' gemeint hat. Die Texte sind – wie die meisten Dada-Gedichte – nur für den sprechenden Vortrag gemacht. (Sie rechnen nicht mit Germanisten, sondern mit Sprechkünstlern.) Dort müssen sie interpretiert werden, und dabei erst geben sie preis, was an Ausdrucksmöglichkeiten in ihnen steckt.

Man wird über den Dadaismus immer geteilter Meinung sein. Aber vor dem Hintergrund der Sprachkrise läßt sich vielleicht ermessen, welches Anliegen die Dadaisten zur Zeit des Weltkriegs zu ihren ungewöhnlichen Dichtungen geführt hat. Es sind halbfertige Gebilde, Angebote, die mit der aktiven Realisierung durch einen Sprecher rechnen. Sie können nicht das vom Ich abgelöste Eigenwirken der Phrase annehmen, denn sie fordern geradezu ihre Individualisierung. Will man sie also als Ganze finden, so muß man sie dort aufsuchen, wo sie – gesprochen – durch neue Urheberschaft zu neuem Leben aufgerufen werden: zu einer bestimmten Zeit, an einem bestimmten Ort. Beispielsweise an einem Dada-Abend von Bernd Seydel in einem bekannten Heidelberger Café.

Anmerkungen

1 Der folgende Artikel faßt einige Beobachtungen und Ergebnisse aus einem studentischen Arbeitskreis am Hardenberg Institut – ‚Die Sprache der Lyrik im 20. Jahrhundert' – zusammen.

2 *Hugo v. Hofmannsthal*, Gesammelte Werke, Berlin 1924, Bd. II, S. 180.

3 *Hofmannsthal*, S. 181.

4 *Silvio Vietta*, „Neuzeitliche Rationalität und moderne literarische Sprachkritik", München 1981, S. 167.

5 *Rudolf Steiner*, Vortrag vom 31. 12. 1917, in: GA 180, Dornach 1966, S. 125.

6 *Karl Kraus*, „Die Fackel", Nr. 404 (Nov. 1914), S. 1.

7 *Otto Nebel*, Das dichterische Werk, München 1979, Bd. 3, S. 116.

8 *Nebel*, Bd. 1, S. 7.

9 Vorbemerkungen zu Zuginsfeld, in: *Nebel*, Bd. 3, S. 121.

10 *Hugo Ball*, „Die Flucht aus der Zeit", Luzern 1946, S. 36 und 91f. Zu Ball und zum Dadaismus siehe auch: *Karl Riha*, „TATÜ DADA", Hofheim 1987.

11 *Ball*, „Die Flucht aus der Zeit", S. 104.

Lothar Reiners, geboren 1962 in Krefeld. 1983/84 Anthroposophisches Studienseminar in Stuttgart. Seit 1986 Studium der Germanistik und Geschichte (Lehramt) in Marburg und Heidelberg. Student am Hardenberg Institut seit 1988.

ZWISCHEN ALTER UND NEUER NATURWISSENSCHAFT

Zu Rupert Sheldrakes Theorie des morphogenetischen Feldes

MARTIN ROZUMEK

Überall in der Welt nehmen wir Form wahr, äußere Gestalt und innere Struktur. Wir unterscheiden Mineralien, Pflanzen und Tiere nach morphologischen Merkmalen. Wir sprechen von Umgangs-, Verhaltens- und Gesellschaftsformen, von Denkformen, Sozialgestalt und Persönlichkeitsstrukturen. Auch die mikroskopische Welt der Atome und Moleküle stellen wir uns in wohldefinierten Formen und Strukturen vor. – Woher stammen diese Formen, was regelt ihre Bildung? Der englische Biochemiker Rupert Sheldrake bezweifelt, daß die Theorien der modernen Naturwissenschaften eine schlüssige Antwort auf diese Fragen geben können.

Er faßt Gestaltveränderungen biologischer Makromoleküle, Embryonalentwicklung und Evolution, Bewegungskoordination und Instinkte, Gedächtnis und Lernfähigkeit als formbildende oder formverwandelnde Prozesse auf. Derartige Morphogenesen seien stets Produkte physikalischer Vorgänge bzw. würden von solchen begleitet. Dennoch könnten sie nicht vollständig durch die vorhandenen Begriffe der Physik erklärt werden. Dazu müsse man vielmehr einen weiteren, bisher unbekannten „kausalen" Faktor annehmen. Einen solchen versucht Sheldrake zu finden.

Er stellte die „Hypothese der formbildenden Verursachung" auf[1], deren Grundgedanke die Annahme einer neuen Art physikalischer Felder ist, die Formen festlegen und die Prozesse zu deren Bildung und Verwandlung steuern: morphogenetische Felder, gestaltbildende Felder. Diese Felder enthalten „die virtuelle Form eines Systems im Endzustand“ (S. 72). Sie „ordnen die Systeme, mit denen sie verbunden sind, indem sie auf Ereignisse einwirken, die energetisch gesehen als indeterminiert oder wahrscheinlichkeitsbedingt erscheinen; sie legen den potentiell möglichen Ergebnissen physikalischer Prozesse bestimmte ‚Beschränkungsmuster‘ auf“ (S. 13).

Sheldrakes erstmals vor zehn Jahren publizierte Hypothese rief kontroverse Reaktionen hervor: Kurz nach Erscheinen seines ersten Buches polemisierte die naturwissenschaftliche Zeitschrift „Nature“, dieses sei ein „Kandidat für eine Bücherverbrennung“.[2] In dem Naturwissenschaftsmagazin „New Scientist“ wurde hingegen noch im vergangenen Jahr die Auffassung vertreten, ein endgültiges wissenschaftliches Urteil stünde noch aus.[3] Große Wirkung hatten Sheldrakes Thesen in der „New Age“-Szene. Auch in der psychologischen Forschung fanden sie Widerhall.[4]

Die Hypothese will den Zusammenhang von qualitativen und quantitativen Naturerscheinungen durchdringen. Sie ist interessant, weil sie ihr Ziel dadurch zu erreichen versucht, daß sie einen neuen Denkansatz mit der herkömmlichen Naturwissenschaft verbindet.

Bei näherer Betrachtung werden jedoch die Schwierigkeiten einer solchen Vorgehensweise deutlich. Es seien nur zwei Grundgedanken der Hypothese erwähnt, die aus naturwissenschaftlicher Sicht problematisch sind:

1. „Wir können morphogenetische Felder in Analogie zu bekannten physikalischen Feldern setzen, weil sie die Fähigkeit

besitzen, physikalische Veränderungen zu organisieren, auch wenn sie sich einer direkten Beobachtung entziehen" (S. 70). Aber sie „unterscheiden sich ... grundsätzlich von elektromagnetischen (hier als Beispiel für physikalische Felder, M.R.), weil letztere vom *verwirklichten* Zustand des Systems – von der Verteilung und Bewegung geladener Teilchen – abhängen, wohingegen morphogenetische Felder dem potentiellen Zustand eines sich entwickelnden Systems entsprechen und schon vorhanden sind, bevor das System seine endgültige Form annimmt" (S. 74). Sheldrake übernimmt hier den Begriff des physikalischen Feldes in seine Hypothese – aber er übernimmt nur, was seinen Zwecken dient. Wesentliche Aspekte grenzt er aus: Ein physikalisches Feld kann nicht getrennt von dem „System" gedacht werden – es ist Teil desselben. Ein bewegtes elektrisch geladenes Teilchen und „sein" elektromagnetisches Feld bedingen sich gegenseitig, eines kann nicht ohne das andere sein. Sie sind zwei Seiten ein und derselben Sache. Ein physikalisches Feld ist aufgrund dieser Entsprechung von Feld und Teilchen durch Messung quantifizierbar. Das ist bei morphogenetischen Feldern nicht möglich – eine Folge ihrer qualitativen Natur. In ähnlicher Art und Weise analogisierend verwendet Sheldrake eine ganze Reihe physikalischer Begriffe. Ihm entgeht, daß deren wissenschaftlicher Gehalt dabei schwindet.

2. Die Felder „spielen eine kausale Rolle bei der Determinierung der Formen der Systeme, mit denen sie verbunden sind" (S. 69). Sie „enthalten" Wahrscheinlichkeiten, „Wahrscheinlichkeitsstrukturen". Diese sollen den Ablauf zukünftiger Prozesse beeinflussen. Wahrscheinlichkeiten sind jedoch keine Bedingungen für den Ablauf eines Prozesses. Sie sind statistische Aussagen, die die Bedingungen eines Einzelvorganges innerhalb einer Vielzahl gleicher Vorgänge *beschreiben*. Was den Ablauf

eines statistisch beschriebenen Einzelvorganges *bewirkt*, ist der Zufall. Sheldrake denkt Wahrscheinlichkeiten als Ursachen. Wahrscheinlichkeiten haben jedoch empirischen Charakter, sie beschreiben nur und können nichts bewirken. Der vorgeschlagene Mechanismus zur „Determinierung der Formen“ ist nicht schlüssig. Es gelingt Sheldrake nicht, eine Brücke von der Qualität zur quantifizierbaren materiellen Wirklichkeit zu schlagen, die naturwissenschaftlich tragfähig ist.

Warum wird er diesem Anspruch nicht gerecht? Ein Blick auf den Ursprung seiner Hypothese gibt Antwort:
Das Konzept der morphogenetischen Felder entnimmt Sheldrake der „organizismischen oder holistischen Philosophie“. Diese „erkennt die Existenz hierarchisch organisierter Systeme an, ... die nicht vollständig begriffen werden können, wenn man sie voneinander isoliert betrachtet. Auf jeder Stufe ist das Ganze mehr als die Summe seiner Teile. Man kann sich diese Ganzheiten als Organismen vorstellen, wobei dieser Begriff in einem bewußt weitgefaßten Sinne verstanden wird, um nicht allein Tiere, Pflanzen, Organe, Gewebe und Zellen einzuschließen, sondern auch Kristalle, Moleküle, Atome und subatomare Teilchen“ (S. 12). (Dieser „Organizismus“ geht auf die Philosophie A. N. Whiteheads zurück.)

Sheldrake versucht nun, physikalische Begriffe dahingehend umzuprägen, daß sie sich in die gekennzeichnete Anschauung einfügen. An die sinnvolle naturwissenschaftliche Frage nach der Form wird eine weltanschauliche Überzeugung herangetragen. Diese mag ebenso berechtigt sein – sie hat jedoch nichts mit der Frage zu tun. Sie wird nicht streng aus den Tatsachen entwickelt, sondern aus philosophischen Gedanken, über deren Herkunft und Begründung zudem nur ungenügend Rechenschaft abgelegt wird.[5] Diese Art der Theorienbildung fällt besonders ins Auge, wenn die angenommenen höheren Gestaltungsprinzipien in die anorganische Natur und darüberhinaus in die vollständig in physikalische Begriffe faßbare Welt der Atome hineinverlegt werden. Dort, wo die vorhandenen mechanistischen Theorien der Naturwissenschaft Formphänomene erklären können, ist es überflüssig, „Organismen" in die Erscheinungen hineinzutheoretisieren.

Sheldrake selbst offenbart die Fragwürdigkeit seiner Bemühungen mit dem Hinweis, er ziele „letztlich auf einen Wechsel vom (herrschenden, M. R.) Paradigma der Maschine zum Paradigma des Organismus in den biologischen und den physikalischen Wissenschaften" (S. 12). Thomas S. Kuhn, auf dessen Begriff des Paradigmas Sheldrake sich bezieht (Anm. zu S. 11), hat gezeigt, daß sich ein derartiger Paradigmenwechsel an eine „Krise" anschließe. Indem Sheldrake nicht ausführt, wie ein solcher ohne vorangehende Krise möglich wäre, übernimmt er mit der Kuhnschen Terminologie dessen Bedingungen für derartige wissenschaftshistorische Vorgänge. Da zumindest in den anorganischen Wissenschaften keine Krise vorliegt, trägt Sheldrakes Ansatz einen Zug von Willkürlichkeit.

Mit der Frage nach den Paradigmen hat Kuhn ein wissenschaftstheoretisches Grundproblem bewußt gemacht: Wissenschaft ist untrennbar von irrationalen und subjektiven Momenten durchzogen. Gewohnheit, Weltanschauung, Theorie etc. lenken unseren Blick in die Welt. Wann immer wir uns auf eine – geglaubte, gefühlte, gedachte, gewußte – Sicht der Welt festlegen, sind wir befangen. Unsere Sicht der Dinge mag für einige Weltausschnitte passen – für andere verstellt sie womöglich den Blick. Die heutige mechanistische Weltsicht und Sheldrakes

„organizismische" sind dafür nur Beispiele. Kein Paradigma kann allen Welterscheinungen gerecht werden.

Aus diesem Dilemma weist Kuhn keinen Ausweg. Für einen Wissenschaftler, der sich damit nicht abfinden will, besteht jedoch ein möglicher Ausweg in einer auf der Erkenntnistheorie Rudolf Steiners beruhenden Erkenntnishaltung, wie sie im folgenden charakterisiert wird:

Zunächst kann ein Wissenschaftler beginnen, sein Paradigma zu differenzieren, indem er unterschiedlichen Weltbereichen auf unterschiedliche Weise entgegentritt. Das bedeutet aber, Erkenntnisgrenzen anzuerkennen – Erkenntnisgrenzen, die Bereiche unterschiedlicher Erkenntnisweisen voneinander abgrenzen. Ebenso, wie mechanistische Begriffe untauglich sind, Lebendiges zu erfassen, ist der Begriff des Organismus mechanischen Erscheinungen nicht angemessen.

Allgemeiner ausgedrückt: Unsere Erkenntnisweise muß sich nach dem Erkenntnisgegenstand richten. Das klingt zunächst paradox, da scheinbar der Gegenstand schon erkannt sein muß, um die ihm gemäße Erkenntnisweise zu finden. Doch alle Welterscheinungen haben eines gemein: Sie sind uns gegeben. Seien sie noch so fremd – zumindest bemerken wir, daß uns ein rätselhaftes Etwas gegenübersteht, das uns Fragen aufgibt. Wir können schon mit unserem gewöhnlichen gegenständlichen Denken feststellen, daß uns die Welterscheinungen als Fragen, als Erkenntnisgegenstände gegeben sind. D. h. aber, daß wir in diesem gegenständlichen Denken einen Ausgangspunkt für alles weitere Erkennen haben.

Im anschließenden Erkenntnisprozeß gilt es, nicht nur Begriffe mit den Erscheinungen zu verbinden, sondern darüberhinaus Bewußtsein für die Herkunft und den Zusammenhang dieser Begriffe zu entwickeln, d. h. Bewußtsein auszubilden für das Denken, das sie verknüpft. Damit wird durchschaubar, ob Begriffe an einer Erscheinung gebildet oder ob sie einem sachfremden Paradigma entnommen und an diese herangetragen werden. Werden Erkenntnisgegenstand *und* Erkenntnistätigkeit fortwährend im Bewußtsein gehalten, wird es möglich, das Denken immer mehr von seinem Paradigma abzulösen, es zu befreien. Je mehr die Begriffe am Gegenstand unserer Erkenntnis gebildet werden, desto ähnlicher wird unser Denken demselben. Der Gegenstand wird im Denken nachgebildet, nachgeschaffen. Sachgemäße Erkenntnis ist die vollständige Identität des Denkvorganges mit dem Bildevorgang der Erscheinung.

Damit ist ein Ausweg aus dem paradigmatischen Dilemma gefunden: Sich im Denken von den Sachen bestimmen lassen, die „Sachen selbst“ (Husserl) zum Paradigma machen – allerdings ein Ausweg, der die Notwendigkeit mit sich bringt, neue Erkenntnisfähigkeiten zu entwickeln. Zwei Aspekte einer Schulung derselben lassen sich aus dem oben Gesagten ableiten: Zum einen ist Selbsterkenntnis gefordert – die Erkenntnis der Bedingungen, Voraussetzungen und Eigenarten des eigenen Denkens: Welche subjektiven und weltanschaulichen Festlegungen habe ich, was ist mein Paradigma, was sind meine Denkgewohnheiten, wie denke ich? Dazu muß ansatzweise die Fähigkeit ausgebildet werden, das eigene Denken über die Denkinhalte hinaus zu beobachten. Der zweite Aspekt der Schulung ist die Steigerung dieser Fähigkeit dahingehend, daß das Denken geführt und – sachgemäß – gestaltet werden kann.

Thomas Kuhn hat dem wissenschaftlichen Denken nachgewiesen, wie es – von Wechsel zu Wechsel – in subjektiven Paradigmen befangen ist. Sheldrake hat berechtigte naturwissenschaftliche Fragen, die über das heute herrschende Paradigma hinausweisen. Er verfällt jedoch notwendig derselben Befangenheit, da er nur einen Paradigmen*wechsel* wagt. Zeitgemäßer wissenschaftlicher Fortschritt verlangt darüberhinaus das tätige Überwinden der Paradigmen durch die Steigerung der Erkenntnisfähigkeiten des erkennenden Subjektes.

Anmerkungen

1 *Rupert Sheldrake*, „Das schöpferische Universum", München 1985, ^{2}1990. Sämtliche Zitate sind der jüngsten Ausgabe entnommen. Englische Originalausgabe: „A New Science of Life", London 1981.
Siehe auch: *Rupert Sheldrake*, „Das Gedächtnis der Natur", Bern, München, Wien, 1990. Englische Originalausgabe: „The Present of the Past", 1988.

2 „Nature", Bd. 293 (1981), S. 245.

3 „New Scientist", Nr. 1705 (1990), S. 61.

4 Diese Situation bildete den Hintergrund für die Beschäftigung mit der Hypothese in dem „Arbeitskreis zu neueren naturwissenschaftlichen Entwicklungen" am Hardenberg Institut. Anliegen dieses Arbeitskreises ist es, naturwissenschaftliche Theorienbildung zu verfolgen und möglicherweise geisteswissenschaftliche Begriffe daran zu entwickeln.

5 Auch in „Das Gedächtnis der Natur", wo Sheldrake seine Hypothese „in ihren historischen, philosophischen und naturwissenschaftlichen Gesamtzusammenhang stellen" will (S. 7), unterläßt er eine schlüssige Herleitung seiner Grundannahmen.

Martin Rozumek, geboren 1966 in Hamburg. Seit 1987 Studium der Chemie in Hamburg und Heidelberg. 1986 bis 1990 Mitarbeit beim Aufbau der Forum-Initiative, Hamburg. Seit 1990 Student am Hardenberg Institut.

„ANTHROPOSOPHIE“ IM SPIEGEL DER PRESSE

SILVIA KOLLITZ

Seit vier Jahren erscheint am Hardenberg Institut im Abstand von zwei Monaten ein interner Informationsdienst: der *„Pressespiegel Anthroposophie“*. Er enthält eine nach Themen geordnete Sammlung von aktuellen Presseartikeln aus Zeitungen und Zeitschriften des In- und Auslandes (ca. 900 Artikel jährlich) und dokumentiert damit Reaktionen der öffentlichen Medien auf anthroposophische Belange und Aktivitäten.

Im folgenden soll ein ausschnitthafter Rückblick auf den Jahrgang 1990 des „Pressespiegels“ versucht werden, bei dem allerdings nur die Themen zur Sprache kommen können, die einen breiteren Raum in der öffentlichen Diskussion eingenommen haben – dabei handelt es sich vor allem um in der Öffentlichkeit kritisierte Aktivitäten von anthroposophischer Seite.

So avancierte die geplante Änderung in der Bezuschussung von Schulen in freier Trägerschaft, die *„Novellierung des Privatschulgesetzes“*, zum Dauerbrennerthema des Jahres 1990. Das Gesetz war am 14. 12. 1989 – trotz vehementer Kritik der Opposition am damaligen Kultusminister Mayer-Vorfelder – mit den Stimmen der CDU-Mehrheit im baden-württembergischen Landtag verabschiedet worden. Genau am selben Tag erschienen in verschiedenen Zeitungen erste Reaktionen von Kirchenvertretern. Die katholische Kirche in Württemberg begrüßte diese Novelle wegen des Abbaus der Ungleichbehandlung der Schulträger. Daß damit noch immer nicht alle Forderungen abgedeckt sind, geht aus einer Erklärung des Bischöflichen Schulamtes der Diözese Rottenburg-Stuttgart hervor, die besagt, daß die Novelle lediglich die bisherige „deutliche finanzielle Benachteiligung der kirchlichen Schulen gegenüber den Waldorfschulen mildere" und „die Privilegien der Waldorfschulen immer noch nicht ganz beseitigt" wären.

Der in den Augen der CDU „ausgeglichene und gerechte Gesetzesentwurf" beinhaltet, daß ab Januar 1990 nur noch Betriebskostenzuschüsse gewährt werden; die Baukostenzuschüsse laufen aus. Dadurch mußten erst einmal einige Schulneu- und -ausbauten zurückgestellt oder abgebrochen werden. Stellvertretend für die Waldorfschulvereine in Baden-Württemberg ist in dieser Angelegenheit inzwischen die Waldorfschule Schwäbisch Hall in Aktion getreten. Sie zog mit einer Klage gegen die Regierung des Ministerpräsidenten Erwin Teufel vor das Verwaltungsgericht Stuttgart und verlangte die Auszahlung von seit Jahren verweigerten Baukostenzuschüssen.

Daß die Waldorfschulen prinzipiell „kostengünstig" gebaut würden, geht demgegenüber selbst aus einer regierungsoffiziellen Broschüre hervor. Damit bestätigt sich auch die Feststellung des Bundes der Freien Waldorfschulen, daß die Waldorfschulen „keine Kostgänger" der Staatshaushalte seien, sondern zu einer spürbaren Entlastung der letzteren beitrügen (so im Juli 1990 anläßlich der Vorlage des Gesamtjahresabschlusses 1988). Die Vertreter der Waldorfschulen vermuten daher, daß die ökonomischen Folgen des allgemeinen Schülerrückgangs auf ihre Einrichtungen abgewälzt werden sollen („Schulkrieg in Stuttgart", in: Wirtschaftswoche, Düsseldorf, Nr. 14/1991).

In die laufenden Streitigkeiten hinein platzte Karl-Theodor Uhrig (CDU) mit der Erklärung, daß sich „seines Erachtens die an den Waldorfschulen herrschende Lehre nur knapp mit der

Verfassung vereinbaren lasse". Diese Beurteilung verursachte in politischen und anthroposophischen Kreisen einigen Wirbel und läßt ahnen, auf welchem Hintergrund politische Entscheidungen auf diesem Gebiet getroffen werden...

Im Zusammenhang mit den Streitigkeiten um die Finanzierung der Waldorfschulen gerieten auch die Grundlagen der *Waldorfpädagogik* ins Kreuzfeuer, die vor allem für die Vertreter der katholischen Kirche weiterhin ein Reizthema sind. Dies bewiesen auch im Jahr 1990 wieder zahlreiche Artikel, in denen proklamiert wurde, daß Waldorfschulen keine christlichen Schulen seien. Auf einem im März 1990 veranstalteten Elternseminar der KED (Katholische Elternschaft Deutschlands) zur Waldorfpädagogik in Würzburg wurde die Ansicht vertreten, daß „Anthroposophie keine Deutung des Christentums sei, zutiefst apersonale Züge zeige und keine Form der christlichen Erziehung sei". So ist den Kirchenvertretern auch die Stellung des konfessionellen Religionsunterrichtes an Waldorfschulen ein Dorn im Auge. Der Leiter der Hauptabteilung Schule und Erziehung im Erzbischöflichen Generalvikariat Paderborn, Rudolf Becker, erklärte z. B. anläßlich verschiedener Informationsabende zur Waldorfpädagogik im Frühjahr 1990, daß der „freie christliche Religionsunterricht, der zum Herzstück der Pädagogik Rudolf Steiners gehöre und auf den Aussagen Steiners zu Gott und Christus, zu Mensch und Welt gründe, den konfessionellen Religionsunterricht, der in den Waldorfschulen erteilt wird, an den Rand und in eine Außenseiterrolle drücke".

Eine positive Beurteilung der Waldorfpädagogik kam dagegen in einem Urteil des Göttinger Verwaltungsgerichts Ende Juli 1990 zum Tragen, in dem das waldorfpädagogische Konzept und der Waldorfunterricht als in „besonderer Weise geeignet" gelobt werden, weil dort auf die individuelle Problematik behinderter Kinder eingegangen werde. Der Klage einer betroffenen Mutter wurde damit stattgegeben und das Sozialamt zur Zahlung des Schulgeldes verurteilt (Aktenzeichen: 4 VG A 214/87).

Daß in der Öffentlichkeit Unsicherheit über die Waldorfpädagogik und von daher verstärktes Interesse an deren Grundlagen besteht, ist offensichtlich. Die Auseinandersetzung damit wurde einerseits durch die Angriffe der Kirchen provoziert und spielt andererseits auch immer wieder bei der Gewährung von staatlichen Zuschüssen eine Rolle. So ist es nicht verwunderlich, daß ein Buch wie das von Bussmann „Unser Kind geht auf die Waldorfschule", als Rowohlt Sachbuch erschienen, von vielen Eltern als willkommenes „nichtideologisches" Aufklärungswerk begrüßt wurde und das Interesse vieler Leser fand.

Daß die Medien aber auch durchaus unvoreingenommen oder sogar erfreut über anthroposophische Initiativen berichten können, bezeugen zahlreiche Artikel aus den fünf neuen Bundesländern. Werden doch die an vielen Orten auftretenden *Waldorfschul-Initiativen* dort als Zeichen des Aufbruchs und als Repräsentanten für ein jetzt möglich gewordenes „freies Schulwesen" gewertet. Infolge des starken Interesses an der Waldorfpädagogik fand im Jahr 1990 ein reger Austausch der ca. 30 Waldorfinitiativen in den neuen Bundesländern mit Schülern und Lehrern aus westdeutschen Waldorfschulen statt. Geradezu von einem „Boom der Waldorfschulen in der DDR" (FR vom 29. 5. 1990) war im Mai die Rede. Ab September tauchten dann erste Meldungen von Schulgründungen in der Presse auf, allen voran in Dresden und Ostberlin. Weitere Eröffnungen in Weimar, Chemnitz, Magdeburg, Halle und Leipzig folgten. Schlagzeilen wie „Unsere Stadt hat wieder eine Waldorfschule" ließen Erinnerungen an den langen und harten Weg der Waldorfpädagogik aufleben: In Dresden, wo 1929 die erste Schule dieser Art gegründet worden war, gedachte man in einer Feierstunde in Anwesenheit ehemaliger Schüler der ersten Schließung durch Gauleiter Mutschmann im Jahre 1941 und des Neuanfangs im Jahr 1945, dem das sozialistische Regime im Jahr 1949 ein zweites Ende bereitete.

Leider hielt auch hier die Aufbruchstimmung nicht lange vor: anfängliche Zusagen zur Finanzierung von staatlicher Seite entpuppten sich später als nicht realisierbar, und so war man auf Eigeninitiative bei der Mittelbeschaffung und Raumsuche angewiesen. Erste Finanzierungsengpässe traten bereits kurze Zeit später auf. So kämpfte z.B. die Waldorfschule Berlin-Mitte, direkt an der Mauer und in unmittelbarer Nachbarschaft zur Kreuzberger Waldorfschule, schon sehr bald ums Überleben (Der Morgen, Berlin-Ost vom 15. 9. 1990). Da ab dem 3. Oktober, dem Tag der „Wiedervereinigung", auch die Westberliner Schulgesetzgebung übernommen wurde, wonach eine Schule erst mit finanzieller Unterstützung rechnen kann, wenn sie anerkannt ist, sahen die Verantwortlichen den Weiterbestand der Schule mit ca. 156 Schülern für die Zukunft gefährdet.

Von den einen mit Euphorie begrüßt, stoßen die anthroposophischen Initiativen in Osteuropa bei den katholischen Lokalkirchen und im Vatikan jedoch bereits auf Mißtrauen, wo man sich besorgt äußerte über die „Ausbreitung neuer Religionen und Sekten", darunter auch der Anthroposophischen Gesellschaft und der Waldorfbewegung.

Abgesehen von den bereits genannten Schwerpunktthemen sind auch folgende Ereignisse erwähnenswert:

Das Jahr 1990 gab Anlaß, auf die von dem Österreicher Karl König in Großbritannien gegründete heilpädagogische *Camphill-Bewegung* zurückzublicken, die ihr 40jähriges Bestehen feiern konnte. Vertreter der über 70 Zentren in Europa, Südafrika und den USA trafen sich vom 18. – 22. April 1990 in Aberdeen. Zum Jubiläum hatte das BBC Jonathan Stedall beauftragt, einen dreiteiligen Fernsehbericht über die Camphill-Gemeinschaften in Großbritannien zu drehen, der unter dem Titel „Candle on the hill“ ab dem 20. 6. gezeigt wurde und sehr positive Kritik in der Presse fand.

Ein öfter in den Medien präsentiertes Thema war im Jahr 1990 das sogenannte *„Ethical Investment“*: die alternative Geldanlage nach „ethischen Kriterien“. Jeder zehnte Dollar, der an der Wall Street investiert wird, unterliege bereits ethischen Erwägungen. Als ältestes deutsches Projekt dieser Art wird in diesen Zusammenhängen immer wieder auf die GLS-Gemeinschaftsbank in Bochum hingewiesen, die seit über 20 Jahren auf diesem Gebiet arbeitet.

Ende 1989 verabschiedete die Brüsseler Kommission einen seit langem geforderten Katalog von EG-einheitlichen Richtlinien für biologische Produkte, nach dem ein Hinweis auf dem Etikett dem Verbraucher in Zukunft garantieren soll, daß er „Bioprodukte“ kauft, die nach bestimmten Regeln produziert worden sind. Die Medien machten es sich das ganze Jahr über zur Aufgabe, die Öffentlichkeit über die Etikettierung aufzuklären und verwiesen in diesem Zusammenhang auch immer wieder auf das Markenzeichen „Demeter“. Bei Versuchen, die Qualität derartiger Produkte im Vergleich zu solchen aus herkömmlichem Anbau zu klassifizieren, kam es zu teilweise zweifelhaften Vergleichsreihen in landwirtschaftlichen Fachzeitungen („Geschmackliches Patt“). Daneben fand auch die unter besonderen

Bedingungen ablaufende Vermarktung von Bioprodukten verstärktes Interesse bei Händlern und Erzeugern.
(Bezugsadresse und nähere Informationen:
Redaktion Pressespiegel, Hauptstr. 59, 6900 Heidelberg).

Silvia Kollitz, geboren 1957 in Erlangen. Diplom-Übersetzerin für Französisch (Nebenfach Spanisch). Seit 1981 als Studentin und seit 1986 als Mitarbeiterin – Sekretariat, Pressespiegel – am Hardenberg Institut.

3

NOTIZEN

WISSENSCHAFT ALS LEBENSHALTUNG

Zum „Tag der offenen Tür" im Hardenberg Institut

‚Wissenschaft als Lebenshaltung' – dieser Gedanke war leitend für die Semestereröffnung des Hardenberg Instituts, die am 18. Oktober 1990 vom Nachmittag bis zum Abend verschiedene Möglichkeiten bot, das Institut kennenzulernen. So wurden am Nachmittag einige studentische Arbeitskreise (Einleitungen zu Goethes naturwissenschaftlichen Schriften/ Kunst nach 1945/ Ökonomie) vorgestellt und aus Forschungsprojekten (Reinkarnation und Karma/ Zur Geschichte der Naturwissenschaften/ Entwicklung und Geschichte des anthroposophischen Kulturimpulses) berichtet. Am Abend fand die Veranstaltung ihren Höhepunkt in einem Rundgespräch zum Thema: Was ist anthroposophisch erweiterte Wissenschaft?

Die gerade fertiggestellte Erweiterung der Räume in der Hauptstraße 59 nahmen einige Studenten zum Anlaß, einen „Tag der offenen Tür" zu gestalten, der einen vielfältigen Einblick in das Institutsgeschehen vermitteln und so den mehr oder weniger ausformulierten Fragen interessierter Studenten und solcher Menschen, die ein Leben lang Studierende bleiben wollen, entgegenkommen sollte. Für mich als eine Mitwirkende der Vorbereitungsgruppe, die noch nicht sehr lange am Institut ist, tauchte dabei eine Grundfrage auf, deren Klärungsversuch sich wie ein Leitfaden durch die Vorbereitungsarbeit zog:
Was ist eigentlich ‚das Institut'? Welche Erwartungen locken zum Kommen und worin möchte man einen Einblick gewinnen?

Anschaubar (und begehbar) sind die im letzten Jahr erweiterten Räume. Zum anderen gibt es eine Reihe von Publikationen, deren jüngste Veröffentlichung die „Konturen" Band 1 sind. Auch dies ein sichtbarer (und lesenswerter) Aspekt – schwarz auf weiß.
Aber ist das bereits ‚das Institut'?

Ein wesentlicher Einblick wurde am Nachmittag durch die Vorstellung von Arbeitskreisen und Forschungsprojekten gegeben. In den leider zu knapp bemessenen Pausen gab es die Möglichkeit, die Räume mit einigen Dokumentationen anzuschauen, die Mitarbeiter und Studenten des Instituts kennenzulernen und in der Teeküche für das leibliche Wohl zu sorgen. Es zeigte sich, daß die Kapazität der Räume gerade ausreichte, um alle Besucher aufzunehmen. Unter diesen gab es ein Reihe bekannter Gesichter, die hier auf die eine oder andere Art tätig sind. Auch kamen nicht wenige bisher Unbekannte, die sich das Institut vor Ort anschauen wollten oder die erst einmal einen allgemeinen Zugang zur Anthroposophie suchten. Menschen, die schon länger mit dem seit mehr als zwölf Jahren bestehenden Institut verbunden sind, verfolgten mit Interesse, wie sich dieses weiterentwickelt. Auch für diejenigen, die hier intensiver tätig sind, war der Tag ein Anlaß, über die eigenen Aktivitätsbereiche hinaus andere Seiten des Instituts wahrzunehmen.

Aus all diesen Facetten des Institutslebens konnte deutlich werden, daß ‚das Institut' keine Institution ist, die konsumierbares Wissen anbietet, sondern daß es durch einen Arbeitszusammenhang verschiedener Menschen lebt. So ist auch das Ziel dieser Arbeit kein abstraktes, sondern ein lebensgemäßes: durch einen anthroposophischen Ansatz wissenschaftliches Arbeiten so auszurichten, daß es fähig wird, zeitgemäß auf Lebensfragen zu antworten. Die Notwendigkeit einer solchen Art, wissenschaftlich zu arbeiten, ergibt sich aus dem, was heute als Lebensfragen und -probleme auftaucht. Diese sind ohne die Ausbildung einer wissenschaftlichen Haltung – auch wenn man selbst nicht unmittelbar wissenschaftlich tätig ist – kaum mehr zu meistern. Besonders deutlich wird dies an einem häufig angeführten Beispiel, welches auf den ersten Blick wie ein Gegenpol zu wissenschaftlichem Arbeiten erscheint – die Situation vieler moderner Mütter. Ihre Aufgabe des Mutterseins gehört in der Lebenspraxis zu den existentiellsten des Menschseins, geht es doch um den Eintritt eines neuen Menschenlebens in die Welt. Viele Mütter empfinden heute, nicht mehr von natürlichen Instinkten und Traditionen geleitet, eine große Verunsicherung gegenüber ihrem Kind und ihrer Aufgabe. Um diesen wieder gerecht werden zu können, müssen sie die früher ‚angeborenen' Fähigkeiten bewußt neu erüben und sich aneignen.

Dies mag als ein Musterbeispiel dafür stehen, wie die unmittelbare Anforderung und Verantwortung der Lebenspraxis zum Prüfstein werden kann, an dem sich lebensgemäßes Denken und Handeln von verstandesmäßigem Ausprobieren verschiedener Möglichkeiten scheidet. Bei genauerem Hinschauen läßt sich diese Situation heute wohl auf nahezu alle Lebensbereiche übertragen, sei es in der Berufsfindung nach der Schule oder im Arbeitsleben der unaufhörlich sich wandelnden Wirtschaft. Ohne die Fähigkeit, sich über das Jugendalter hinaus fortwährend weiterzubilden, kann man in unserer Gesellschaft kaum wirklich bestehen. Ebenso zeigen uns die immer bedrohlicher werdenden Umweltkatastrophen, daß wir ohne eine radikale Änderung unseres Denkens und Handelns unsere physische Lebensgrundlage bald zerstört haben werden. Aus dieser in der Kürze nur angedeuteten Problematik wird deutlich, daß heute – anders als in der Vergangenheit – ein unmittelbarer Zusammenhang besteht zwischen dem, was durch wissenschaftliche Arbeit bzw. Forschung geleistet wird, und dem, was sich auf der Ebene des Lebensalltags abspielt.

Damit tritt vor Augen, daß es heute gilt, aus einer anthroposophisch erweiterten Wissenschaft heraus für diese beiden Ebenen jeweils unterschiedliche Erkenntnishaltungen auszubilden. Der für den Forschenden immer existentieller werdende Umgang mit der Frage ‚Wie können Lebensfragen zu Forschungsfragen werden?' wird für den im Lebensalltag Stehenden zum Lebensprinzip: Wie kann ich mein Leben so durchdringen, daß es nicht mit dem Schwinden instinktiv und traditionell tragender Kräfte haltlos wird, sondern ein erkenntnisgeleitetes Handeln mehr und mehr diese Aufgabe übernimmt?

Ulrike Thomas

Ulrike Thomas, geboren 1960 in Hamburg. Nach dem Abitur Ausbildung im biologisch-dynamischen Gartenbau. 1987/88 Anthroposophisches Studien-Seminar in Stuttgart. Seit 1989 Studium der Kunstgeschichte in Heidelberg und Studentin am Hardenberg Institut.

„DIE GEHEIMWISSENSCHAFT IM UMRISS“

Die Arbeitswoche 1991

In thematischer Anknüpfung an die Arbeitswoche 1990 über die „Bedeutung des Menschen für die Evolution“ (vgl. Konturen 1, S. 163 ff) wurde in diesem Jahr der Versuch gewagt, ausgehend von Rudolf Steiners „Geheimwissenschaft im Umriß“ (1910) einige Aspekte der Entwicklung von Mensch, Erde und Kosmos zu erschließen – kein leichtes Unterfangen. Nahezu dreißig Menschen hatten sich vom 18. bis 21. Februar in Plenumsgesprächen und kleinen Gruppen zur gemeinsamen Arbeit eingefunden: neben vielen Studenten auch Berufstätige und Rentner, neben Natur- und Geisteswissenschaftlern auch Künstler, Handwerker und in der Landwirtschaft Tätige.

Wie in den Vorjahren wurde die Arbeitswoche durch ein gut besuchtes öffentliches Vortragswochenende eingeleitet. Die Vorträge von Arnold Suckau (Die Stellung des Buches „Die Geheimwissenschaft im Umriß“ im Lebenswerk Rudolf Steiners), Martin Kollewijn (Stufen der planetarischen Entwicklung), Martin Basfeld (Natur als Spiegel menschlicher Geistentwicklung), Wolf-Ulrich Klünker (Entwicklung der höheren Hierarchien), Manfred Klett (Wie gestaltet der Entwicklungsgedanke die Erdenzukunft?) sowie ein Podiumsgespräch mit den Referenten am Sonntagvormittag konnten anschaulich machen, welche ‚Sprengkraft‘ die „Geheimwissenschaft“ für ein zukunftsgerichtetes Entwicklungsverständnis von Natur und Mensch enthält. Der Schlüssel für ein Verständnis der Zukunft liegt – das mag zunächst überraschen – in der Vergangenheit. Ob es sich um Zukunftsfragen der Technik, des Umgangs mit der Natur oder der Weiterentwicklung des Denkens handelt, stets erwachsen Lösungsansätze aus einem Erfassen bestimmter Vergangenheitssituationen. In dem Maße, in dem der Mensch die geistigen Fähigkeiten ausbildet, vergangene Menschheits- und Erdzustände erfassen zu können, schult er diejenigen Fähigkeiten, die notwendig sind, um zukünftige Entwicklungsstadien im Keim vorzubereiten. Je weiter er ‚zurückschreiten' kann, desto mehr Fähigkeiten veranlagt er für ein Ergreifen der Zukunftsentwicklung.

In den Plenumsgesprächen und Arbeitsgruppen während der Arbeitswoche kristallisierte sich ein Themenschwerpunkt heraus: die Frage nach der Ich-Entwicklung des Menschen. Besondere Bedeutung kommt dabei der physisch-irdischen Leiblichkeit und dem Denken zu. Rudolf Steiner schildert den langen Entwicklungsweg, der zum Aufbau der gegenwärtigen Leiblichkeit notwendig war. Nachdem die Elemente ‚Feuer', ‚Luft' und ‚Wasser' in den Leib des Menschen eingegliedert worden sind, geschieht durch die Aufnahme des Elementes ‚Erde' eine folgenreiche Veränderung: Der Leib des Menschen wird fester und damit *selbständiger* gegenüber dem Menschen, der ihn nun nicht mehr gestalten, modifizieren kann. Durch diese Veränderung tritt dem Menschen sein „Ich" während seiner *physischen Verkörperung* entgegen. In einer Arbeitsgruppe entstand die Frage, ob das Ich auf der Stufe der Erdentwicklung nicht mehr wie zuvor ‚von oben', sondern nun auch ‚von unten' aufgebaut wird. Viele Momente in der Erdentwicklung weisen darauf hin, daß das Element ‚Erde' konstitutiv für die weitere Ich-Entwicklung in Freiheit ist, daß es aber stets die Gefahr der Verhärtung und Abkehr vom Geistigen in sich birgt.

In der „nachatlantischen" Entwicklung wird offenkundig, welch enger Zusammenhang zwischen Leiblichkeit und Denken besteht: Wenn der mit dem physischen Leib verbundene Teil des Lebensleibes das physische Gehirn zum Denkwerkzeug umwandelt, empfindet der Mensch „eigentlich erst von jetzt ab sein ‚Ich' im physischen Leib" („Die Geheimwissenschaft im Umriß", Dornach 1981, S. 202). Das Denken hat zwar seinen Ursprung *außerhalb* des Leibes, es hat aber dennoch sehr viel mit der vollen Inkarnation des Ich und insofern *auch* mit dem Leiblichen zu tun.

Die „Geheimwissenschaft im Umriß" berücksichtigt gleichermaßen die geistigen und leiblichen Aspekte der Ich-Entwicklung des Menschen. Sie überwindet damit die Einseitigkeiten sowohl eines materialistischen Evolutionismus als auch einer leibfeindlichen Emanations- oder Schöpfungslehre.

Angelika Leibrock

ZUGÄNGE ZUR GEGENWARTSERKENNTNIS

Aus einem Arbeitskreis „Bewußtseinsgeschichte der Moderne"

Im Herbst 1989 wurde am Friedrich von Hardenberg Institut ein neuer Arbeitskreis gegründet zur „Bewußtseinsgeschichte der Moderne". Die Teilnehmer treffen sich in größeren Abständen zum Austausch über Fragen zur Gegenwartserkenntnis und zur Vorstellung eigener Arbeiten und Entwürfe auf diesem Gebiet. Diese Form der Treffen soll auch interessierten Auswärtigen die Teilnahme ermöglichen. Es gibt keine methodischen oder inhaltlichen Vorgaben, sondern nur gemeinsame Fragestellungen.

Die Idee zu einem solchen Arbeitskreis entstand aus Gesprächen unter den Mitarbeitern des Instituts. Sie entdeckten, daß sie sich unter verschiedenen Aspekten der Bewußtseinsgeschichte dem gleichen Problem genähert hatten. Wenn man die Bewußtseinsgeschichte zur Gegenwart hin verfolgt, kommt man zum 20. Jahrhundert hin an eine Grenze. Man gewinnt den Eindruck: Hier beginnt etwas ganz Neues, diese neue Zeit spricht eine andere Sprache, die man erst lernen muß.

Etwa um die Mitte des 19. Jahrhunderts glaubte man mit der Durchsetzung der Naturwissenschaft auf allen Lebensgebieten den festen Boden der Wirklichkeit endgültig betreten zu haben. Gerade hatte die klassische Physik einen Höhepunkt ihrer Entwicklung erreicht, da begann auch schon die radikale Transzendierung der phänomenalen Welt durch eben diese Wissenschaft, die im 19. Jahrhundert zum Leitbild aller exakten Wissenschaften geworden war. Die „Wirklichkeit" zerfiel. Ähnlich erging es der Philosophie, die ihr eigenes Ende diskutierte und allenfalls tastende Versuche einer Neubegründung machte. Gleichzeitig entstand durch die Technik eine neue Welt. Hier beginnt die „Gegenwart“. Was vor diesem Zeitpunkt liegt und was danach als gegenwärtige Welt entsteht, unterscheidet sich so radikal, daß andere Epochenabschnitte daneben verblassen. In diesem Sinne ist der Ausdruck „Moderne“ gemeint. Natürlich gliedert sich die „Moderne“ wiederum in Epochen. Wie man deren Grenzen setzt, hängt von den Gesichtspunkten ab, die man einnimmt. Aber wie gewinnt man überhaupt einen Zugang zum Charakteristischen der Gegenwart?

Im Werk Rudolf Steiners begegnet man zahlreichen Hinweisen auf verborgene geistige Hintergründe dieser Entwicklung. Wie geht man damit um? Bewußtseinsgeschichte kann aus den offenbaren Erscheinungen heraus nach diesen Hintergründen fragen. Bei der Suche nach Zugängen zur Gegenwartserkenntnis werden Hinweise Rudolf Steiners auf die geistigen Hintergründe der Gegenwart immer bedeutsamer, je genauer man erkennt, daß man sonst vor zunächst unlösbaren Rätseln steht.

In diesem Sinne wurde bisher referiert über expressionistische Literatur (André Bartoniczek, Matthias Mochner, Markus Treichler), über parallele Entwicklungen in der Musik (Martin Kollewijn) und über die Entwicklung der Literatur um die Jahrhundertwende (Edith Weiller). Das Thema des Schwellenübertritts im Werk Rudolf Steiners wurde vorgestellt von Karl-Martin Dietz. Ein anderes Thema hat uns in diesem Zusammenhang auch mehrfach beschäftigt: der Begriff „Mitteleuropa“. Dazu gab es Gesprächsbeiträge und Referate von Sibylle Fischer, Thomas Kracht, Dietrich Rapp und Albert Schmelzer. Im Frühjahr 1991 referierte David Hoffmann über Friedrich Nietzsche und Rudolf Steiner. Beiträge über die Entwicklung von Naturwissenschaft und Philosophie um die Wende zum 20. Jahrhundert werden folgen. Es zeigt sich immer wieder, daß die Themen der Referate und Aussprachen ‚Kreise ziehen‘, die man gerne nach allen Seiten weiter verfolgen möchte. Auf diese Weise braucht der Arbeitskreis kein ‚Programm‘. Er kann aber Anregungen für die Arbeit jedes einzelnen Teilnehmers geben, gleichgültig ob dieser etwas vorträgt oder ‚nur‘ im Gespräch mitbeteiligt ist.

Thomas Kracht

SEMINARKURS FÜR ANTHROPOSOPHIE UND WALDORFPÄDAGOGIK

Aus einer Zusammenarbeit mit Lehrern an Waldorfschulen

Eine Waldorflehrerausbildung am Friedrich von Hardenberg Institut? – Der Titel stellt „Anthroposophie" und „Waldorfpädagogik" nebeneinander: auf ihren Zusammenhang hinzuführen, ist Aufgabe des Kurses.

Vor acht Jahren wurde der erste Seminarkurs für Anthroposophie und Waldorfpädagogik eingerichtet. Die Heidelberger Waldorfschule war gerade gegründet, und eine Hauptsorge der Schulen wurde auch für Heidelberg aktuell: der Lehrermangel. Konnten wir vom Institut aus etwas tun? Lehrer aus Heidelberg und einigen umliegenden Waldorfschulen wurden gefragt. Es entstand der Plan, in Heidelberg eine studien- und berufsbegleitende Hinführung zur Waldorflehrerausbildung zu schaffen. Das Studium der Anthroposophie sollte dabei den Schwerpunkt bilden. Das erschien uns als sinnvoller Beitrag im Vorfeld der eigentlichen Lehrerausbildung. Denn die Auseinandersetzung mit der Anthroposophie braucht Zeit, die im notwendigerweise knapp bemessenen Ausbildungsgang an einem Lehrerseminar kaum vorhanden ist. Wer für sich eine solche Ausbildung ins Auge faßte, sollte in Heidelberg die Gelegenheit erhalten, während seines Studiums oder neben seinem Beruf sich übend vor allem mit den menschenkundlichen Grundlagen der Waldorfpädagogik vertraut zu machen und nach und nach auch erste Eindrücke von deren Anwendung im Unterricht zu sammeln. Der Kurs wurde auf die Dauer von jeweils zwei Jahren (vier Semester, jeweils ein Abend pro Woche) angelegt. Das Konzept für jeden neuen Kurs sollte nach den jeweiligen Erfahrungen neu überdacht werden.

Als eine sinnvolle Gliederung erwies sich bald eine Trennung zwischen dem ersten und zweiten Kursjahr. Im ersten Kursjahr steht die grundlegende menschenkundliche Studienarbeit im Vordergrund (beginnend mit dem Buch „Theosophie" von Rudolf Steiner). Die Arbeit wird begleitet durch künstlerische Übungen in Eurythmie und Sprachgestaltung. Besonderer Wert wird darauf gelegt, daß Übung am Text und künstlerische Übung zusammenklingen. Im zweiten Kursjahr kommen dazu regelmäßige Berichte durch Lehrer der Heidelberger Schule, die ein Bild des Waldorfunterrichts in den verschiedenen Altersstufen geben. Das Kursangebot wird ergänzt durch Wochenendseminare aus dem Veranstaltungsprogramm der Anthroposophischen Gesellschaft und der Heidelberger Einrichtungen (Friedrich von Hardenberg Institut, Freie Waldorfschule Heidelberg, Michael-Therapeutikum). Auf Wunsch der Kursteilnehmer können auch eigene Wochenendprogramme gestaltet werden; dabei wurden bisher vor allem künstlerische Übungen gewählt.

In diesem Jahr wird der vierte Seminarkurs abschließen. Inzwischen haben etwa 130 Teilnehmer die Kurse besucht, von denen danach mehr als die Hälfte eine Waldorflehrerausbildung begonnen bzw. inzwischen abgeschlossen haben. Die Erfahrungen ermutigen uns, weiterzumachen. Im Herbst 1991 wird ein weiterer zweijähriger Kurs beginnen.

Thomas Kracht

Thomas Kracht, geboren 1951 in Frankfurt/M. Studium der Philosophie, Germanistik und Geschichte in Frankfurt/M. , Heidelberg und Saarbrücken. Promotion mit einer Arbeit über Johann Georg Hamann. 1978 Mitbegründer des Hardenberg Instituts.
Publikation: Robert Hamerling. Sein Leben – sein Denken zum Geist. Schicksal an der Schwelle. Dornach 1989.

Aktuelle Publikationen des Hardenberg Instituts

Aus der Reihe „Beiträge zur Bewußtseinsgeschichte“

Karl-Martin Dietz: Metamorphosen des Geistes,
Band 3:
Vom Logos zur Logik
Stuttgart 1990

Wolf-Ulrich Klünker: Selbsterkenntnis der Seele.
Zur Anthropologie des Thomas von Aquin
Stuttgart 1990

Frank Teichmann: Die Kultur der Empfindungsseele.
Ägypten
Stuttgart 1990